DE QUELQUES NOUVEAUX

ANESTHÉSIQUES

EN OPHTALMOLOGIE

PAR

Le Docteur Camille BUTZBACH

GÉRARDIN, NICOLLE & Cie

NANCY
19, Rue de l'Équitation, 19

VERSAILLES (Porchefontaine)
PARIS, 37, Boulevard du Temple

1898

DE QUELQUES NOUVEAUX

ANESTHÉSIQUES

EN OPHTALMOLOGIE

PAR

Le Docteur Camille BUTZBACH

GÉRARDIN, NICOLLE & Cie

NANCY
19, Rue de l'Équitation, 19

VERSAILLES (Porchefontaine)
PARIS, 37, Boulevard du Temple

1898

INTRODUCTION

Dès son apparition, en 1884, la cocaïne fit l'objet de nombreuses études. De tous côtés, aussi bien en ophtalmologie qu'en chirurgie, les résultats obtenus avec cet anesthésique furent excellents, et la cocaïne n'a pas tardé à entrer dans la pratique courante. Bientôt on est arrivé à régler son emploi avec tant de précision, qu'un praticien éclairé ne doit plus, en l'utilisant, observer le moindre trouble physiologique. Quand on se trouve en possession d'un anesthésique aussi sûr, il peut sembler superflu de chercher à le remplacer. Et pourtant, depuis quelques années, une quantité de substances ont essayé de détrôner la cocaïne. C'est que, malgré ses propriétés si précieuses, la cocaïne n'est pas sans présenter de nombreux inconvénients. On connaît sa toxicité à des doses relativement faibles, si bien que de simples instillations ont pu produire des accidents. On sait que les solutions de cocaïne ne sont pas très stables ; une température de 80° suffit pour les altérer et leur faire perdre leur activité. Elles ne sont donc pas stérilisables par l'ébullition. C'est là un fâcheux inconvénient, le pouvoir antiseptique de la cocaine étant très faible.

La sensation de brûlure qui suit l'instillation dans l'œil est si légère et si fugace qu'on ne saurait en faire un grief sérieux. Il n'en est pas de même de l'action sur les vaisseaux. L'ischémie due à la cocaïne est un désavantage quand on agit sur des tissus délicats et naturellement mal irrigués comme la cornée.

Après des instillations répétées, on voit souvent la cornée perdre son aspect brillant, l'épithélium se dessèche et son exfoliation détermine un trouble de la cornée qui peut gêner la vision pendant plusieurs heures. De plus, les éraillures produites peuvent servir de porte d'entrée aux microbes pyogènes, ainsi que des expériences l'ont montré.

L'action de la cocaine sur la pression intra-oculaire n'est pas moins défavorable. Il se produit à la suite de plusieurs instillations un abaissement de la tension parfois si considérable que l'opérateur se trouve gêné par un œil flasque qui « se chiffonne » et dans lequel il est difficile de faire pénétrer le couteau.

La mydriase est un des effets secondaires de la cocaine que les premiers expérimentateurs avaient déjà signalé. La dilatation de la pupille est pour ainsi dire constante, elle dure souvent vingt-quatre heures et trouble considérablement la vue. Elle est également fâcheuse au point de vue opératoire : la pupille dilatée se prête mal à l'iridectomie, et, dans la cataracte, l'iris épaissi forme un bourrelet difficile à éviter.

Enfin, un des plus sérieux reproches qu'on ait adressé à la cocaïne lui vient de son impuissance en présence des muqueuses enflammées. Si l'œil est fortement irrité, des instillations plusieurs fois répétées sont incapables de produire l'anesthésie de la cornée et de la conjonctive.

En présence de ces effets secondaires défavorables de la cocaine, il était rationnel de chercher quelque autre anesthésique ne présentant pas tous ces inconvénients. On ne s'en est pas fait faute, surtout à l'étranger. On n'a pas tardé à proposer une foule de succédanés de la cocaine. La brucine, l'érythrofléine, la strophantine, l'ouabaine, d'autres encore sont rapidement tombées dans l'oubli. Parmi tous ces nouveaux remèdes, trois seuls semblent avoir survécu à l'engouement inévitable des premiers moments : ce sont l'Eucaine B, l'holocaïne et la tropacocaine. Bien que les travaux parus sur ces nouveaux anesthésiques soient déjà nombreux, il nous a paru intéressant de reprendre leur étude clinique maintenant surtout que, grâce aux recherches de M. le professeur Schmitt, les propriétés physiologiques de ces corps sont nettement déterminées. Chacun de ces alcaloides a été jugé à son tour capable de se substituer dans tous les cas à la cocaine. Nous sommes loin de partager cet optimisme, la cocaine a déjà rendu tant de services, les règles de son emploi sont si précises qu'on ne saurait songer à la remplacer définitivement. Nous croyons cependant que ce serait une erreur, et tomber dans l'excès-opposé, de rejeter d'emblée tous ces nouveaux remèdes. Si l'emploi de ces corps a paru présenter tant d'avantages à certains expérimentateurs, c'est que chacun d'eux possède des qualités sérieuses. Il est donc intéressant de rechercher si les propriétés particulières de ces anesthésiques n'en font pas dans certains cas des agents préférables à la cocaïne, en un mot nous avons cherché quelles pouvaient être leurs indications.

L'Eucaine B, l'holocaine et la tropacocaine ont été étudiées successivement. Pour chacun de ces corps, nous avons passé rapidement en revue les propriétés chimiques et physiologiques pour traiter plus longuement l'action en ophtalmologie et nous avons essayé d'en tirer les indications de leur emploi.

Avant d'aborder notre sujet, nous saisissons avec empressement l'occasion qui nous est offerte de témoigner notre gratitude à tous nos maîtres de l'Université de Nancy. Nous devons remercier tout particulièrement, pour la bienveillance qu'ils nous ont témoignée pendant notre externat, MM. les professeurs Bernheim et Spillmann, MM. les professeurs agrégés Vautrin, Février, Schuhl, Etienne, dont nous n'oublierons pas les savantes leçons cliniques.

Que M. le professeur Schmitt reçoive le témoignage de notre reconnaissance pour les conseils qu'il nous a donnés au cours de ce travail et pour l'honneur qu'il nous fait en acceptant la présidence de notre thèse.

M. le professeur agrégé Rohmer nous a donné l'idée de notre thèse et a bien voulu mettre à notre disposition les malades du service des yeux; que ce maître si bienveillant, qui a su nous faire aimer l'ophtalmologie, soit assuré de notre profonde gratitude.

EUCAÏNE

I. — Étude chimique de l'Eucaïne

C'est par Merling que les Eucaines ont été préparées.

Fischer, en 1886, avait vu que la tropine et la triacétonalkamine étaient des dérivés de la γ oxypipéridine. Merling ayant démontré d'autre part que l'ecgonine est une tropine carboxylée pensa que l'ecgonine methylée et benzoylée fournissant la cocaine, les dérivés carboxylés de l'acétonamine successivement methylés et benzoylés pourraient également donner naissance à des corps doués de propriétés anesthésiques. La prévision fut justifiée par les Eucaïnes A et B (Nitzberg, *Nouveaux Remèdes*, 1898).

Eucaïne A. — L'ancienne Eucaine, appelée depuis Eucaine A, est un dérivé de la triacétonamine. Elle a pour formule

```
C⁶H⁵CO.O\   /COOCH³
          C
    CH²/   \CH²
CH³\   |   |   /CH³
    >C |   | C<
CH³/   \   /   \CH³
        AzCH³
```

Elle se rapproche donc de la cocaine qui a pour formule

```
      C⁶H⁵COO\ /H
              C
            /   \
        CH|       \CH²
          \CH²     |
       |    \      |
       |     CH²   |
       |        \  |
    CH²\         \C.COOCH³
         \      /
          AzCH³
```

Difficilement soluble dans l'eau, elle se dissout facilement dans l'alcool, l'éther, le chloroforme.

Elle donne des sels neutres avec les acides.

Le *chlorhydrate*, qu'on a employé en thérapeutique oculaire, cristallise dans l'alcool en prismes brillants, et, dans l'eau, en tablettes brillantes, inaltérables à l'air, renfermant une molécule d'eau de cristallisation et solubles dans la proportion de 9,5 0/0.

Les solutions ne s'altèrent pas à l'air.

Les essais ayant donné des résultats défavorables, MM. Silex et Vinci lancèrent une nouvelle Eucaine, l'Eucaine B. Elle a pour base la diacétonamine ; c'est la benzoylvinyldiacétonalkamine, qui a pour formule de constitution

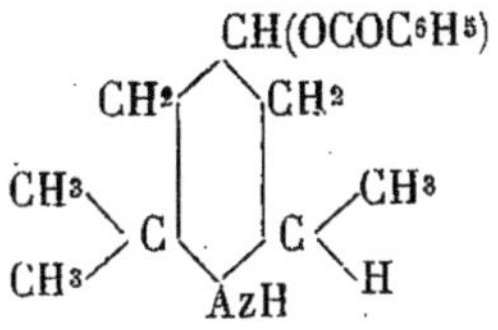

$$CH(OCOC_6H_5)$$
$$CH^2 \quad CH^2$$
$$CH^3 \quad\quad CH^3$$
$$C \quad C$$
$$CH^3 \quad AzH \quad H$$

Elle est donc voisine non seulement de l'Eucaine A, mais aussi de la cocaine et de la tropacocaine.

C'est le chlorhydrate qu'on utilise en oculistique. Sa solubilité est de 3,5 0/0. La solution est neutre, elle ne s'altère pas à l'air et supporte l'ébullition sans se décomposer, elle peut donc être stérilisée sans inconvénient.

M. le professeur Schmitt a étudié l'action antibactérienne des Eucaines. Elle serait supérieure à celle de la cocaïne et de la tropacocaine. « Les Eucaines ne tuent pas les microbes, mais en arrêtent manifestement le développement.» Comme Vinci, et en se servant d'une méthode analogue à la sienne, M. Schmitt a constaté pour le bacille pyocyanique, le colibacille, la bactéridie charbonneuse et le streptocoque « une action d'arrêt déjà marquée sur les cultures après un contact de quelques heures, sans qu'il y ait eu d'action bactéricide à proprement parler, toutes les cultures se sont développées, même après 5 à 6 jours de contact. De même que pour d'autres propriétés l'avantage revient ici à l'Eucaine B. »

II. — Etude physiologique

Toxicité. — Les expérimentateurs sont loin d'être d'accord sur la toxicité de l'Eucaine. M. Vinci, qui appela l'attention sur l'Eucaine A, lui reconnaissait entre autres avantages celui d'être moins toxique que la cocaïne.

Au contraire, d'après les recherches de M. Pouchet, l'équivalent toxique de l'Eucaine est presque égal à celui de la cocaine, et l'Eucaine devrait être considérée comme un anesthésique dangereux.

Ces conclusions ne tardèrent pas à soulever des objections.

M. Vogt fit remarquer que ces résultats étaient contraires à ceux qu'avaient obtenus les cliniciens. Ceux-ci s'accordaient à reconnaître à l'Eucaine une toxicité inférieure à celle de la cocaine, et n'avaient jamais constaté de phénomènes syncopaux ou nerveux. De son côté, Vinci affirma que la toxicité de l'Eucaine était inférieure à celle de la cocaine. Malgré, ces protestations, M. Hernette, dans sa thèse inaugurale, attribua une toxicité beaucoup plus grande à l'Eucaine qu'à la cocaine, chez le lapin, et M. Pouchet, dans une deuxième note à la Société de thérapeutique, maintint ses premières conclusions.

Après eux, le désaccord continue. Tandis que MM. Legueu et Lihou regardaient l'Eucaïne comme beaucoup moins toxique que la cocaïne, M. Dolbeau, dans sa thèse inaugurale, attribuait à l'Eucaine B et à la cocaïne une toxicité égale, du moins pour les injections faites directement dans le sang.

La question en était là quand M. le professeur Schmitt publia sa *Note sur les Eucaïnes* qui paraît avoir mis les choses au point.

D'après M. Schmitt, il faut faire une distinction, au point de vue de la toxicité, entre l'Eucaine A et l'Eucaïne B.

« L'Eucaine A est sensiblement moins toxique que la cocaïne chez le cobaye. Tandis que, chez le cobaye, contrairement à l'opinion de MM. Pouchet et Hernette, la cocaine entraîne la mort à la dose de 5 1/2 à 6 centigr. par kilog. du poids de l'animal, l'équivalent toxique de l'Eucaïne A est de 9 à 11 centigr.

« Chez le lapin au contraire, la toxicité de la cocaine et de l'Eucaine A est à peu près la même, avec une légère différence plutôt en faveur de la cocaine. Chez lui, une dose de 10 à 12 centigr. d'Eucaine entraîne la mort, tandis qu'il faut 12 à 13 centigr. de cocaïne par kilog. »

Quant à l'Eucaïne B, sa toxicité est beaucoup moindre que celle de l'Eucaine A. La dose mortelle pour le cobaye est de 30 à 35 centigr. ; pour le lapin elle est de 40 à 45 centigr.

En somme, l'Eucaine B qui seule nous intéresse en oculistique est trois fois moins toxique que la cocaine, chez le lapin, et environ cinq fois moins toxique chez le cobaye.

Phénomènes d'intoxication. — Les phénomènes d'intoxication par les Eucaines A et B sont, dans les points capitaux, les mêmes que ceux de la cocaïne, qu'il s'agisse d'animaux à sang froid ou à sang chaud. « La première période, dit M. Schmitt, se traduit habituellement par de l'agitation, des mouvements désordonnés, auxquels succède un temps d'immobilité avec respiration rapide, superficielle, puis, après un peu d'inquiétude, éclatent brusquement des convulsions toniques et cloniques, débutant par la tête et se généralisant, plus ou moins violentes, pendant lesquelles, si la dose mortelle a été atteinte, l'animal succombe dans un spasme respiratoire ; ou bien ces convulsions cessant, survient une période paralytique qui peut également amener la mort par arrêt de la respiration. » Pour MM. Pouchet et Hernette, les phénomènes prodromiques ne sont pas constants, et, chaque fois qu'il survient une crise eucainique, la mort s'ensuit, quelle que soit du reste la dose employée. M. Schmitt a montré au contraire que ni les convulsions ni les manifestations paralytiques n'entraînent nécessairement un pronostic fatal. Si l'on n'a injecté qu'une dose subtoxique, il peut survenir des convulsions violentes et pourtant suivies, après un temps plus ou moins long, du rétablissement de l'animal. Si l'intoxication a été grave, l'animal peut rester plusieurs jours dans l'état d'abattement et d'inappétence, et quelquefois ce n'est guère que vers le 8e jour que l'animal revient à son état normal.

Il y a peu de différence entre le mode d'action des deux variétés d'Eucaine. Avec l'Eucaine B. le stade convulsif paraît moins long, la période paralytique plus précoce et plus durable qu'avec l'Eucaine A.

Action sur la respiration. — Les fortes doses seules influencent la respiration ; « elles produisent, pendant la période d'hyperexcitabilité, une accélération très manifeste des mouvements respiratoires. Pendant le stade convulsif, la respiration se ralentit, l'inspiration est longue, profonde, pénible, l'expiration spasmodique. Puis à mesure que les phénomènes paralytiques se dessinent davantage, la respiration s'accélère de nouveau, mais devient moins ample, de plus en plus superficielle, pour subir vers la fin un ralentissement progressif jusqu'à la cessation complète qui précède toujours l'arrêt du cœur.

A l'autopsie, les poumons sont trouvés exsangues quand la mort est survenue rapidement ; au contraire, ils sont congestionnés, asphyxiques, quand l'intoxication a été lente. »

Action sur le cœur et la circulation. — Les Eucaines déterminent une accélération passagère des battements cardiaques suivie d'un ralentissement d'autant plus marqué que la dose injectée est plus forte et l'intoxication plus avancée. Ici encore il convient de faire une distinction entre les deux variétés d'Eucaïne. L'action de l'Eucaine A serait plus énergique que celle de la cocaine. Chez la grenouille, 5 milligr. suffisent pour produire constamment un ralentissement notable, alors qu'une même dose de cocaïne produit un effet moins marqué. En ce qui concerne l'Eucaine B, il faut une dose de 15 milligr., 3 fois supérieure par conséquent, pour obtenir la même diminution dans le nombre des pulsations.

« Avec l'Eucaïne A la systole reste énergique jusqu'à la fin, mais la diastole est lente, pénible, prolongée, et l'arrêt se fait en diastole. Avec l'Eucaïne B le cœur se contracte énergiquement, mais il ne se remplit plus complètement, la diastole se fait en deux fois, puis la systole ne se fait plus que sur une petite quantité de sang ; pendant les pauses le cœur est presque vide, et quand il s'arrête, le ventricule est flasque et exsangue. »

Une dose faible d'Eucaine ne détermine qu'une légère élévation de la pression sanguine. Sous l'influence de doses toxiques, il survient « un abaissement d'autant plus accusé que la dose a été plus considérable et l'intoxication plus avancée. »

La température rectale s'élève dès le début de l'intoxication, « elle augmente pendant la phase convulsive pour s'abaisser au-dessous de la normale pendant la phase paralytique des intoxications graves ».

III. — De l'Eucaïne en ophtalmologie

1. Action analgésique

Après que Vinci eut lancé l'Eucaine, la déclarant préférable à la cocaine pour l'anesthésie oculaire, cette substance fit l'objet de nombreuses communications tant en France qu'à l'étranger. M. Reclus, dont la compétence est si grande en matière d'anesthésie locale étudia l'action de l'Eucaine A en injections hypodermiques. Il conclut de ses recherches que l'Eucaïne est un bon anesthésique, mais que, dans la profondeur, la sensation douloureuse semble un peu plus nette qu'avec la cocaine. De plus, l'anesthésie eucainique ne dure que 25 à 30 minutes alors qu'avec la cocaine elle ne cesse qu'au bout de 70 minutes.

Quand à son emploi en instillations dans l'œil, tandis que MM. Vollert, Dolganoff ne lui trouvent aucun avantage sur la cocaïne, MM. Legueu et Lihou, Berger et Wüstfeld en obtiennent des résultats plutôt favorables. L'Eucaine A dut être abandonnée à cause de la violente cuisson que produisaient les instillations.

C'est alors que parurent les travaux de MM. Silex et Vinci sur une nouvelle Eucaïne, l'Eucaine B qui aurait sur la précédente l'avantage de ne produire ni irritation ni vaso-dilatation aussi marquées.

D'après M. Silex, l'Eucaïne B est moins toxique que la cocaine, elle doit donc lui être préférée pour les injections sous-cutanées. En instillation elle détermine une anesthésie aussi complète, aussi profonde que la cocaine, elle présenterait même des avantages dans l'iridectomie et l'opération de la cataracte en raison de son peu d'action sur la pupille.

M. Dolbeau, dans sa thèse inaugurale, regarde l'Eucaine B comme un bon anesthésique sans lui reconnaître de grands avantages sur la cocaine, tandis que M. Mikovsky recommande les solutions à 3 0/0 pour les opérations sur les paupières et peut-être sur le glaucome, étant donnée l'action peu énergique qu'elle exerce sur la pupille.

A notre tour, nous avons recherché l'action de l'Eucaine B sur l'homme.

Une étude complète du pouvoir anesthésique de l'Eucaine B devrait porter à la fois sur les injections sous-cutunées et sur les instillations. Nous n'avons pas eu l'occasion d'essayer l'Eucaine en injection, l'oculiste ayant rarement recours à ce mode d'anesthésie. Si l'on en croit la plupart des expérimentateurs, l'anesthésie encainique, tout en exposant moins aux dangers de l'intoxication, est aussi rapide et aussi complète que l'anesthésie cocainique, mais, sa durée étant plus faible, on a particulièrement recommandé la solution d'Eucaine B à 2 0/0 pour les opérations très courtes, par exemple celles portant sur les paupières.

Pour nous rendre compte de l'action de l'Eucaïne en instillation dans l'œil, nous avons expérimenté :

1° Sur des yeux normaux ;

2° Sur des yeux enflammés ;

3° Enfin nous avons étudié l'anesthésie eucaïnique au point de vue opératoire.

Dans toutes ces expériences, nous nous sommes servi d'Eucaïne B, fournie par la maison Schering de Berlin.

Pour interroger l'état de sensibilité de l'œil, nous avons employé un stylet mousse et une pince, et nous avons considéré l'anesthésie comme complète chaque fois que le contact du stylet ne déterminait plus le réflexe cornéen et que le pincement de la coujonctive ne provoquait plus ni sensation pénible, ni spasme des paupières. Tous ceux qui ont étudié l'action des anesthésiques sur l'œil savent combien il est difficile de se faire une idée nette de l'efficacité du corps tant les résultats obtenus sont variables suivant l'impressionnabilité et la sensibilité de chaque malade. Pour nous prémunir contre toute cause d'erreur, nous avons cherché à observer le plus de cas possible pour prendre en quelque sorte une moyenne.

1. Œil normal. L'Eucaïne B seule a été utilisée. Comme pour la tropacocaïne et l'holocaïne, une solution à 1 0/0 a tout d'abord été employée.

OBSERVATION I

PRISE SUR NOUS-MÊME.

La sensibilité de la cornée et de la conjonctive est normale.

L'œil ne présente rien de particulier.

On mesure le punctum proximum et le punctum remotum.

2 h. 40. — Instillation dans l'œil droit de quatre gouttes de solution de chlorhydrate d'Eucaïne B.

Au bout de quelques secondes, sensation de cuisson assez vive accompagnée de larmoiement, légère injection de la conjonctive.

2 h. 41. - La douleur a disparu.

2 h. 41' 30". — La sensibilité est nettement diminuée.

2 h. 44. — On peut toucher la cornée sans provoquer de réflexe ; la conjonctive n'est pas complètement insensible.

2 h. 47. — La sensibilité redevient plus marquée. La conjonctive a repris sa coloration normale.

La pupille a les mêmes dimensions dans les deux yeux.

La vision n'est pas modifiée, le punctum proximum et le punctum remotum n'ont pas varié.

La cornée est brillante, l'épithélium ne présente aucune modification.

La tension n'a pas été influencée.

2 h. 50. — La sensibilité est normale.

3 h. — On pratique deux nouvelles instillations à quelques minutes d'intervalle.

3 h. 30. — On ne constate aucune modification de la pupille qui réagit bien à la lumière, la vision n'est pas troublée et la cornée a conservé son aspect brillant.

On voit par cette observation que l'anesthésie est lente à se produire avec la solution à 1 0/0. La sensibilité n'est diminuée nettement qu'au bout d'une minute et demie.

L'anesthésie complète ne peut être obtenue ; au bout de quatre minutes la sensibilité très diminuée ne se modifie plus s'il n'est pas fait de nouvelle instillation, la durée de cette anesthésie incomplète n'est que de 4 à 5 minutes.

Devant ces résultats, une solution à 2 0/0 fut essayée. C'est du reste à ce titre que la plupart des expérimentateurs ont employé l'Eucaïne.

OBSERVATION II

H..., 32 ans, cultivateur. L'aspect extérieur des deux yeux est normal.

On mesure pour chaque œil le *punctum proximum* et le *punctum remotum* ainsi que le diamètre de la pupille.

On trouve :

Œil gauche, pupille : $2^{mm},3$ PP : 8 PR : 2

Œil droit, pupille : $2^{mm},3$ PP : 3 PR : 2

2h.10. — On instille en même temps dans l'œil gauche quelques gouttes d'une solution d'Eucaïne à 2 0/0, dans l'œil droit quelques gouttes d'une solution de cocaïne également à 2 0/0.

A gauche l'instillation est suivie d'une sensation de brûlure assez vive avec larmoiement, photophobie et de l'hyperémie de la conjonctive, tandis que dans l'œil droit le sujet n'accuse qu'une sensation de picotement.

2h.11. — La sensation douloureuse a complètement disparu à gauche, la sensibilité est nettement diminuée des deux côtés.

2 h. 12. — L'anesthésie est complète à gauche et à droite.

2h. 17'30". — La sensibilité reparaît du côté eucaïnisé, à droite l'anesthésie est encore complète, l'œil est sensiblement plus pâle qu'à gauche.

2h. 20. — On fait à gauche une nouvelle instillation d'Eucaïne.

2 h. 21. — La sensibilité reparaît du côté droit.

2h.25. — Troisième instillation d'Eucaïne. La sensibilité est encore très émoussée à droite, la pupille est dilatée.

2 h. 40. — L'anesthésie a disparu des deux côtés, la sensibilité est complète à droite.

A gauche la pupille mesure $2^{mm},35$, PP et PR n'est pas varié.

A droite la pupille est très dilatée, son diamètre est de $4^{mm},25$, la vision est troublée, le malade ne distingue plus rien à l'optomètre.

2 h. 50. — La pupille gauche est dilatée à son tour et mesure $2^{mm},8$. La pupille continue à réagir à la lumière, la vision n'est pas sensiblement modifiée.

OBSERVATION III

C..., 56 ans, atteint de névrite optique de l'œil gauche.

Les yeux ont l'aspect normal, l'œil gauche a été atropinisé pour permettre l'examen de la rétine, la pupille mesure $3^{mm},5$.

A droite le diamètre de la pupille est de $2^{mm},3$.

1 h. 55. — On instille à droite de l'Eucaïne B, à gauche de la cocaïne en solution à 2 0[0.

L'instillation d'Eucaïne paraît douloureuse, le malade ferme l'œil avec persistance, on constate de la photophobie, du larmoiement, de la rougeur de la conjonctive, tandis que du côté cocainisé le malade ne ressent qu'un léger picotement.

1 h. 56. — A droite la sensibilitè est nettement diminuée, à gauche la cornée est insensible.

1 h. 57'30". — L'anesthésie est complète des deux côtés.

2 h. 2'30". — La sensibilité reparaît à droite.

2 h. 5'30". — L'anesthésie commence à disparaître du côté cocaïnisé.

2 h. 8. — L'œil droit réagit comme avant l'instillation, la pupille ne mesure que $2^{mm},2$, elle semble donc rétrécie.

A gauche la sensibilité est encore émoussée, le diamètre de la pupille est de $3^{mm},3$.

2 h.9. — On pratique une nouvelle instillation d'Eucaïne à droite, cette fois la sensation est moins pénible, il survient encore un peu de larmoiement.

2 h. 12 et 2 h. 17. — Nouvelles instillations d'Eucaïne. L'œil est injecté.

2 h. 24. — L'anesthésie est encore complète.

2 h. 30. — La sensibilité reparaît. On ne constate aucun trouble de la cornée, ni avec la cocaïne ni avec l'Eucaïne.

2 h. 40. — La pupille droite mesure comme avant l'instillation $2^{mm},3$ tandis qu'à gauche le diamètre est de $3^{mm},8$.

Ces observations nous montrent que l'anesthésie survient assez rapidement et ce n'est pas seulement une diminution de la sensibilité mais une anesthésie complète qui s'établit au bout de deux minutes et demie. Nous avons observé le retour de la sensibilité sept à huit minutes après l'instillation; on peut donc attribuer à l'anesthésie une durée moyenne de cinq à six minutes. Mais cette faible durée n'est pas un inconvénient sérieux, on peut prolonger l'anesthésie par des instillations répétées ainsi que le prouve la dernière observation; on y voit trois instillations successives déterminer une anesthésie de vingt minutes. C'est la cornée qui s'anesthésie tout d'abord, puis la conjonctive bulbaire perd sa sensibilité; la conjonctive palpébrale résiste le plus longtemps, c'est elle aussi qui la première redevient sensible. L'anesthésie s'arrête au bord postérieur de la paupière.

Des instillations de solutions semblables de cocaïne, faites pour établir une comparaison avec l'Eucaï..e montrent que l'anesthésie cocaïnique survient en 3 minutes et dure 7 minutes, en se servant d'une solution au centième. Avec la solution à 2 0/0 l'anesthésie est établie au bout de 2 minutes 1/2 et dure 8 à 9 minutes. L'anesthésie cocaïnique est donc à peu près aussi rapide et toujours plus longue qu'avec l'Eucaïne.

Les mêmes résultats ont été obtenus dans les expériences sur les animaux. D'après M. Schmitt l'effet analgésique local de l'Eucaïne est sensiblement inférieur en intensité à celui que donne une même dose de cocaïne, et, à intensité égale, manifestement inférieur en durée.

2) *Sur des yeux enflammés* on sait que la cocaïne est souvent impuissante à produire l'anesthésie, c'est un des plus grands reproches qu'on lui ait adressé. Il convient donc de rechercher quelle est l'action de l'Eucaïne B dans de semblables circonstances. Quand la conjonctive est simplement un peu vascularisée par suite de l'irritation que provoque la présence d'un corps étranger, la solution d'Eucaïne au centième réussit à déterminer une anesthésie satisfaisante. Mais dans ce cas la cocaïne est également efficace, ce n'est qu'en présence d'une inflammation franche que son action est incertaine. Nous avons eu l'occasion d'employer plusieurs fois l'Eucaïne sur des yeux fortement enflammés.

OBSERVATION IV

B..., 56 ans, manœuvre. Traumatisme de l'œil droit, hypopyon.

Une première instillation de la solution d'Eucaïne B à 1 0/0 provoque une sensation de brûlure, et l'injection de la conjonctive s'accentue.

Au bout de deux minutes, nouvelle instillation qui est encore douloureuse.

La troisième instillation ne provoque plus de sensation pénible.

Deux minutes après on pratique une injection sous conjonctivale.

La malade se plaint spontanément d'avoir souffert plus

que d'habitude (on employait ordinairement une solution de cocaïne). Ni mydriase, ni trouble de la cornée.

ORSERVATION V

B..., 56 ans, manœuvre. On instille cette fois une solution d'Eucaïne à 2 0/0 (10 h. 8).

10 h. 10. — Diminution notable de la sensibilité. Nouvelle instillation.

10 h. 12. — La cornée est insensible, la conjonctive sent encore ; on fait une troisième instillation.

10 h. 14. — Le pincement de la conjonctive est encore un peu douloureux.

L'injection est moins douloureuse que la première fois.

OBSERVATION VI

B..., 29 ans, ébéniste, atteint de sclérite boutonneuse de l'œil droit. Deux instillations d'Eucaïne à 2 0/0 sont impuissantes à produire l'anesthésie, le moindre attouchement de la cornée ou de la conjonctive provoque un spasme des paupières. A la suite des instillations le malade a ressenti une brûlure.

On fait une troisième instillation d'Eucaïne. Trois minutes après la sensibilité est diminuée, mais non abolie, l'injection sous-conjonctivale de cyanure de mercure provoque une vive douleur.

OBSERVATION VII

A..., 38 ans. Sclérite boutonneuse de l'œil gauche, on fait trois instillations successives d'Eucaïne B à

2 0/0. Il en résulte une sensation de cuisson et une hyperémie plus vive de la conjonctive. Deux minutes après la dernière instillation l'insensibilité était presque complète. La piqûre de l'aiguille est à peine sentie, mais l'injection sous-conjonctivale est encore douloureuse.

Vingt minutes après la première instillation on ne constate aucun trouble de la cornée. Des deux côtés on trouve le même diamètre pupillaire.

OBSERVATION VIII

M..., 35 ans, manœuvre. Hypopyon. L'œil est enflammé, la conjonctive fortement injectée.

On fait trois instillations successives d'Eucaïne B à 2 0/0 qui diminuent considérablement la sensibilité; l'anesthésie de la cornée est presque complète, mais en pinçant la conjonctive, on provoque un spasme des paupières.

L'injection de cyanure est encore douloureuse.

Il résulte de ces diverses observations que la solution d'Eucaïne au centième, même en instillations répétées, est inefficace quand l'œil est enflammé. La solution à 2 0/0 semble donner des résultats un peu meilleurs, le même malade qui avait servi à la première observation, soumis huit jours plus tard à des instillations d'Eucaïne à 2 0/0 reconnaissait avoir moins senti, la cornée était insensible, la piqûre avait passé presque inaperçue et cependant l'état de l'œil était le même. On voit que l'Eucaïne B en solution à 2 0/0 a été employée avec des résultats variables. Dans un cas, elle réussit à déterminer une anesthésie presque complète, mais le plus souvent il ne survient qu'une diminution de la sensibilité.

D'accord avec les expérimentateurs, nous concluons donc que l'action de l'Eucaïne B sur des yeux enflammés est incertaine, parfois produisant une anesthésie presque complète et parfois diminuant à peine la sensibilité. Sur ce point, l'Eucaïne n'a, par conséquent, aucun avantage sur la cocaïne.

3. — *Action de l'Eucaïne au point de vue opératoire.*

On a vu par les expériences sur les yeux normaux, que l'Eucaïne, surtout en solution à 2 0/0, produit, dans la plupart des cas, une anesthésie complète. Mais on sait que dans ces recherches, il n'était tenu compte, pour juger du degré d'insensibilité obtenu, que de la réaction au contact d'un corps mousse ou au pincement de la conjonctive, de sorte que l'anesthésie peut être considérée comme complète alors qu'elle n'est que superficielle et n'intéresse pas les couches profondes de l'œil.

Il convient donc d'essayer l'Eucaïne dans les diverses opérations que l'on peut avoir à pratiquer sur l'œil et de voir si l'anesthésie est suffisamment intense, suffisamment profonde pour justifier l'emploi de cet anesthésique en chirurgie oculaire.

Les solutions à 1 0/0 et à 2 0/0 ont été successivement utilisées dans les opérations suivantes :

Extraction de corps étrangers de la cornée . 5
Injections sous-conjonctivales 5
Massage 2
Pointes de feu. 1
Cataractes 10
Iridectomies 3

Pour les interventions portant sur la surface de l'œil telles que l'extraction de corps étrangers, la solution au centième ne donne pas constamment des résultats favorables, et il faut une solution à 2 0/0 pour obtenir une insensibilité certaine, ainsi qu'il résulte des observations suivantes.

OBSERVATION IX

Z... Théodore, 40 ans, mécanicien. Se présente à la consultation pour un corps étranger qui s'est incrusté depuis 24 heures à la partie inférieure de la cornée de l'œil gauche.

Instillation de quelques gouttes de la solution d'Eucaïne au centième qui détermine une légère brûlure. Au bout de trois minutes on enlève facilement le corps étranger bien que l'anesthésie ne soit pas complète.

OBSERVATION X

S... Albert, 30 ans, terrassier Corps étranger de l'œil gauche, à la partie inférieure de la cornée. Injection légère de l'œil.

Instillation de quelques gouttes de la solution d'Eucaïne au centième.

Le malade accuse quelques picotements. Après une nouvelle instillation on procède à l'extraction du corps étranger. Le malade accuse une légère douleur.

OBSERVATION XI

S..., 39 ans. Corps étranger incrusté à la partie supérieure de la cornée de l'œil droit.

Après deux instillations d'Eucaïne à 1 0/0, on extrait facilement le corps étranger, sans provoquer aucune douleur.

OBSERVATION XII

C... Louis, 51 ans, forgeron. Se présente à la consultation pour un corps étranger incrusté à la partie externe de la cornée de l'œil droit, l'œil est un peu injecté.

Instillation de quelques gouttes de la solution d'Eucaïne au centième qui détermine une légère cuisson. Nouvelle instillation au bout de trois minutes.

L'hyperémie de la conjonctive est augmentée, mais on ne constate aucune modification, ni de la pupille, ni de la cornée.

Extraction facile du corps étranger, le malade n'a presque rien senti.

OBSERVATION XIII

M..., 55 ans. Corps étranger de l'œil droit.

On fait une seule instillation de quelques gouttes de la solution d'Eucaïne à 2 0/0 qui détermine une sensation de brûlure de l'hyperémie.

Au bout de 3 minutes on enlève le corps étranger sans provoquer de douleur, l'anesthésie a été parfaite.

On a déjà vu par l'étude de l'Eucaïne sur les yeux enflammés que l'anesthésie était très imparfaite dans les cas d'irritation de l'œil, les résultats ont donc été défavorables pour les injections sous-conjonctivales de cyanure de mercure.

Une fois nous avons eu recours à l'anesthésie eucaïnique pour l'application de pointes de feu.

OBSERVATION XIV

G... Louis, 49 ans, terrassier. Iridocyclite à la suite de cataracte traumatique. L'œil estenflammé, la conjonctive rouge, œdématiée. On fait deux instillations de la solution d'Eucaïne au centième. Il survient un peu de cuisson.

Trois minutes après la dernière instillation on applique des pointes de feu au-dessus de la cornée. Le malade se plaint d'une vive douleur.

Ici encore l'état inflammatoire de l'œil a empêché l'Eucaïne de produire l'anesthésie.

L'Eucaïne a aussi été employée dans les deux cas suivants, de massage.

OBSERVATION XV

M..., 19 ans. Atteint de kératite parenchymateuse des deux yeux.

On instille deux fois de suite quelques gouttes de la solution d'Eucaïne au centième. Trois minutes après la dernière instillation on masse la cornée avec de la poudre d'acide borique. L'insensibilité est complète, le malade n'a ressenti aucune douleur.

OBSERVATION XVI

C... Antoine, 67 ans. Anciennes granulations avec kératite consécutive.

Instillation de quelques gouttes d'une solution d'Eucaïne à 2 0/0 suivie immédiatement d'une sensation de brûlure assez vive et de l'hyperémie de la conjonctive.

Une deuxième instillation ne provoque plus qu'une cuisson très légère.

Au bout de quatre minutes on procède au massage avec de l'acide borique en poudre. Le malade n'accuse aucune douleur.

On voit que, même la solution au centième, permet de faire le massage sans que le malade éprouve de sensation pénible.

En somme, pour les opérations portant sur la surface du globe oculaire, l'anesthésie produite par une solution à 2 0/0 est toujours suffisante, à moins que l'œil ne soit enflammé, et l'extraction de corps étrangers, le massage, ne provoquent aucune douleur.

Les observations suivantes de cataracte vont nous montrer comment l'Eucaïne agit dans la profondeur.

OBSERVATION XVII

L..., 78 ans. Cataracte de l'œil gauche.

On fait trois instillations de la solution d'Eucaïne au centième. Le malade ressent une légère cuisson après la première instillation. On ne constate au moment de l'opération ni mydriase, ni dépoli cornéen, ni vascularisation de la conjonctive. La tension n'a pas subi de modification sensible.

L'anesthésie est très incomplète, la section de la cornée est encore un peu douloureuse. L'invariabilité de la pupille rend l'extraction du cristallin assez difficile, celui-ci se coiffant en quelque sorte de l'iris et tendant à se luxer en arrière.

OBSERVATION XVIII

C..., 77 ans. Cataracte de l'œil gauche.

Instillation de quatre gouttes d'Eucaïne en solution au centième qui détermine une sensation de cuisson et une légère injection de la conjonctive.

On fait deux nouvelles instillations.

Avant l'opération on ne constate aucune modification de la pupille, l'épithélium de la cornée est intact. M. le professeur Rohmer constate une diminution, à peine sensible, de la tension de l'œil eucaïnisé.

L'anesthésie n'est pas complète ; l'extraction du cristallin est difficile à cause du défaut de mydriase.

OBSERVATION XIX

S. C..., 59 ans. Cataracte de l'œil gauche.

On fait trois instillations d'Eucaïne en solution au centième, la première provoque une légère cuisson.

On ne constate aucune altération de l'épithélium cornéen, la pupille et la tension ne sont pas influencées, la conjonctive a sa teinte normale.

L'extraction du cristallin est assez facile, bien que l'anesthésie ne soit pas complète.

Deux jours après l'opération on constate une hernie de l'iris.

OBSERVATION XX

S..., employé de commerce, atteint de myopie forte, qu'on traite par la maturation et l'extraction du cristallin.

On fait trois instillations de la solution d'Eucaïne au centième ; à la suite de la première, le malade accuse une légère sensation de cuisson et on observe un peu d'injection péricornéenne.

L'extraction du cristallin est assez longue, le malade cependant n'a ressenti aucune douleur.

OBSERVATION XXI

H..., Édouard, 68 ans, forgeron. Cataracte sénile de l'œil droit.

Deux instillations successives sont faites avec une solution d'Eucaïne à 2 0/0.

Quatre minutes après la dernière, on pratique l'opération. L'anesthésie semble parfaite, l'incision de la cornée ne provoque aucun mouvement. Après l'extraction du cristallin, l'iris a tendance à faire hernie; en voulant le réduire, le contact de l'instrument sur l'iris détermine un spasme des paupières et l'issue du corps vitré.

OBSERVATION XXII

A..., 52 ans, cultivateur. Cataracte de l'œil droit.

L'anesthésie est obtenue par deux instillations d'Eucaïne à 2 0/0.

L'incision de la cornée ne provoque pas de douleur. Extraction facile du cristallin.

OBSERVATION XXIII

G..., 68 ans. Cataracte sénile de l'œil droit.

On fait deux instillations d'Eucaïne à 2 0/0.

Avant l'opération, l'examen de la tension ne révèle aucune modification appréciable. On constate encore une légère injection de la conjonctive. L'anesthésie paraît complète, l'extraction du cristallin est facile.

OBSERVATION XXIV

M..., Émile, 11 ans, opéré il y a dix-huit mois pour myopie forte : maturation, puis extraction du cristallin aux deux yeux. Le malade ne voit presque rien de l'œil droit qui est en strabisme externe. On constate que des masses cristalliniennes opacifiées obscurcissent la pupille.

On fait deux instillations d'une solution d'Eucaïne à 2 0/0 ; à la suite de la première, le malade accuse une sensation de brûlure.

Au moment de la section de la cornée, le malade ne ressent aucune douleur et on peut extraire assez facilement les masses opacifiées.

OBSERVATION XXV

N..., 74 ans. Cataracte de l'œil droit.

On instille quelques gouttes de la solution d'Eucaïne à 2 0/0 ; il en résulte une brûlure et une injection légère de la conjonctive.

On fait deux nouvelles instillations.

Avant l'opération on ne constate aucune nouvelle modification de la tension.

L'anesthésie est complète ; on extrait facilement le cristallin.

OBSERVATION XXVI

L..., 72 ans. Cataracte de l'œil droit.

On fait trois instillations de quelques gouttes de la solution d'Eucaïne à 2 0/0 ; la première est suivie d'une sensation de cuisson. On ne constate, au moment de l'opération, aucune différence de tension, aucune mydriase. La malade est très indocile, et à tout instant il survient un spasme des paupières. On fait une iridectomie, qui n'arrache aucune plainte à la malade et ne semble pas très douloureuse. Il est encore impossible d'extraire le cristallin. On dilacère la cristalloïde antérieure et le cristallin sort facilement.

Dans ce cas, l'étroitesse de la pupille ne semble pas être la cause principale de la difficulté d'extraction, il est probable que la déchirure de la cristalloïde était trop étroite pour livrer passage au cristallin.

On voit que la solution d'Eucaïne au centième ne peut déterminer une anesthésie assez complète pour permettre l'opération de la cataracte, on ne saurait l'employer sans danger; en effet, dans un cas il se produisit une hernie de l'iris, par suite des mouvements incessants du malade et du spasme des paupières.

La solution à 2 0/0 donne des résultats plus favorables, trois instillations produisent une anesthésie assez complète pour que le malade ne ressente pas la section de la cornée. Encore ne faut-il pas toucher l'iris, dans la crainte de provoquer l'issue du corps vitré, accident qui survint dans un des cas cités plus haut.

Enfin, l'insensibilisation de l'iris par l'Eucaïne a été tentée dans plusieurs cas, dont voici les observations :

OBSERVATION XXVII

M..., Jules, 63 ans, opéré d'une cataracte sénile il y a huit jours, hernie de l'iris. Instillation à trois reprises différentes d'une solution d'Eucaïne au centième. La portion herniée de l'iris est réséquée facilement, le malade est plus docile que pour l'opération de la cataracte, où la cocaïne avait été employée.

OBSERVATION XXVIII

G. Frédéric, 65 ans. Opéré d'une cataracte sénile de l'œil droit il y a cinq jours. Hernie de l'iris.

On fait trois instillations successives de la solution d'Eucaïne au centième. Le malade n'accuse aucune douleur à la suite de la première instillation, on ne constate pas d'hyperémie sensible, ni de modification de la cornée On pratique l'iridectomie sans que le malade se plaigne.

Dans ces deux cas, bien qu'on se soit servi d'une solution faible d'Eucaïne, l'anesthésie a été satisfaisante, mais il faut remarquer qu'il s'agit de hernies de l'iris qui, venant entrebailler les lèvres de la plaie cornéenne, se trouve directement en contact avec l'anesthésique et peut être insensibilisé.

Dans une iridectomie faite au cours d'une cataracte pour laquelle une solution à 2 0/0 avait été employée, la section de l'iris n'arracha aucune plainte au malade. Il semble cependant que l'action de l'Eucaïne soit bien faible sur les couches profondes de l'œil et surtout sur l'iris ; on a vu, au cours d'une cataracte, le simple effleurement de l'iris déterminer une issue du corps vitré par suite d'un spasme des paupières. L'Eucaïne paraît donc inférieure à la cocaïne qui pourtant ne peut arriver qu'à diminuer la sensibilité de l'iris sans produire d'anesthésie complète.

En résumé, la solution d'Eucaïne B à 2 0/0 doit seule être employée en ophtalmologie ; elle détermine en deux minutes une anesthésie dont la durée est de 5 à 6 minutes.

Sur des yeux enflammés, l'Eucaïne est incapable de produire l'anesthésie ; et son action analgésique ne paraît pas s'étendre aux couches profondes de l'œil et en particulier à l'iris.

II. — Effets secondaires de l'Eucaïne sur l'appareil de la vision.

A. — *Action sur la cornée et la conjonctive*

1. *Action irritante.* — Les instillations d'Eucaïne A produisent une vive irritation. La sensa-

tion de brûlure est si forte que Dolganoff rapporte plusieurs cas où les malades refusèrent catégoriquement une nouvelle instillation. C'est cette douleur intense qui a fait rejeter l'Eucaïne A.

L'Eucaïne B, d'après M. Silex, ne présenterait pas le même inconvénient. L'instillation d'Eucaïne B produirait, mais non d'une façon constante, une sensation de cuisson, légère et fugitive, et ne serait pas plus désagréable que la cocaïne.

Chez l'animal, l'instillation d'Eucaïne B est toujours suivie de douleur que le lapin manifeste par le clignement de la paupière et par sa persistance à maintenir l'œil fermé.

Chez l'homme, la solution à 1 0/0 détermine souvent une sensation de cuisson avec un peu de larmoiement.

Après l'instillation d'une solution à 2 0/0, il survient presque toujours une brûlure assez vive, mais de peu de durée puisqu'elle disparaît au bout d'une minute. En même temps que la douleur, on observe de la photophobie et du larmoiement, tous ces phénomènes disparaissant avec elle. Pour comparer leur action irritante, nous avons instillé d'un côté de la cocaïne, de l'autre de l'Eucaïne en solution à 2 0/0 (obs. 2, 3). Dans ces deux expériences les résultats ont été très nets, le malade n'accusant qu'une sensation de picotement assez léger du côté cocaïnisé, tandis que dans l'autre œil se manifestait une sensation de brûlure aszez vive. Contrairement à l'opinion de M. Silex, nous pouvons donc conclure que l'Eucaïne a une action irritante beaucoup plus marquée que la cocaïne.

Des expériences comparatives avec la tropacocaïne et l'holocaïne nous ont montré que l'Eucaïne B est aussi plus douloureuse que ces deux anesthésiques. Il ne faut cependant pas exagérer son action irritante, la sensation de brûlure est toujours supportable et il est rare que les malades s'en plaignent spontanément.

2. *Action sur la cornée.* — L'Eucaïne B ayant l'inconvénient de produire une brûlure plus vive, a-t-elle au moins sur la cocaïne l'avantage de laisser intact l'épithélium de la cornée et de conserver à celle-ci son aspect brillant?

Chez le lapin, nous avons vu l'instillation d'Eucaïne à 1 0/0 produire au bout de quelques minutes un dessèchement de l'épithélium. L'œil ayant été laissé à découvert, l'aspect dépoli de la cornée était un peu moins marqué qu'avec la cocaïne.

Chez l'homme, nous n'avons jamais observé de trouble de la cornée, malgré trois et même quatre instillations d'Eucaïne.

Il est juste d'ajouter que dans aucun des cas l'œil n'a été laissé à découvert. MM. Silex, Dolbeau, Mikowsky reconnaissent pourtant que l'Eucaïne n'a aucun avantage sur la cocaïne au point de vue de l'action sur la cornée ; dans certains cas même l'exfoliation de l'épithélium cornéen leur a paru plus marquée qu'avec la cocaïne.

3. *Action sur les vaisseaux.* — On a reproché à la cocaïne l'ischémie qui suit l'instillation et qui serait un désavantage dans certains cas. Par contre on a fait un grief à l'Eucaïne A de son action vaso-dilatatrice, si intense qu'elle devenait gênante en favorisant l'hémorrhagie. Entre ces deux extrêmes présentant tous deux des inconvénients il est intéressant de rechercher les effets de l'Eucaïne B sur les vaisseaux.

M. Dolbeau a montré que si l'on fait des injections sous-cutanées dans la cuisse d'un lapin, d'un côté avec l'Eucaïne B, de l'autre avec la cocaïne, l'incision donne beaucoup plus de sang du côté eucaïnisé.

L'Eucaïne B exerce la même action vaso-dilatatrice sur les vaisseaux de la conjonctive. M. Schmitt lui attribue un pouvoir vaso-dilatateur supérieur à celui de la tropacocaïne et de l'holocaïne mais inférieur à celui de l'Eucaïne A.

Chez l'homme, ainsi qu'on peut le voir dans nos observations, les instillations d'Eucaïne B sont suivies d'une injection de la conjonctive. L'hyperémie n'est ni constante ni très marquée avec une solution à 1 0/0. Avec une solution à 2 0/0 au contraire l'injection de la conjonctive est nette et pour ainsi dire constante. Au bout de dix minutes environ la conjonctive reprend son aspect normal ; c'est tout autour de la cornée que l'hyperémie semble persister le plus longtemps.

Nous n'avons pas eu l'occasion d'employer

l'Eucaïne pour des opérations sur la conjonctive, nous ne savons donc pas si la dilatation vasculaire est suffisante pour donner une hémorrhagie capable de voiler le champ opératoire.

B. — *Action sur la pupille.*

Nous avons signalé parmi les effets secondaires les plus gênants de la cocaïne son action sur la pupille. L'Eucaïne B, puisqu'on cherche à la substituer à la cocaïne, est-elle exempte de cet inconvénient ?

Pour MM. Silex et Vinci la pupille n'est pas modifiée sous l'influence de l'Eucaïne B et continue à réagir comme à l'état normal. Ce n'est pas l'avis de tous les expérimentateurs, M. Dolbeau a constaté quelquefois une dilatation légère, presque toujours insignifiante ; dans un seul cas il a observé une dilatation d'un millimètre. Il considère cependant l'Eucaïne comme sans action sur la pupille.

Il résulte des recherches de M. Schmitt que, sur des lapins, l'Eucaïne produit la mydriase à condition de faire des instillations répétées.

Nous avons repris ces recherches sur l'homme, en nous servant, pour mesurer les dimensions de la pupille, de l'appareil de de Wecker.

Nous avons fait sur nous-même trois instillations successives d'Eucaïne B à 1 0/0 sans obtenir aucune modification de la pupille.

Dans d'autres cas nous avons employé l'Eucaïne en solution à 2 0/0. Dans l'obs. 7, on voit trois instillations successives n'amener aucune modification de la pupille. Les obs. 2 et 3 sont également intéressantes à ce point de vue. Dans l'obs. 2 on voit survenir au bout de 30 minutes une dilatation de 1/10 de millimètre ; après 40 minutes la dilatation atteignait 6/10 de millimètre.

Mais ce cas ne nous paraît pas avoir grande valeur. On remarquera que la dilatation dans l'œil eucaïnisé ne survient qu'au bout d'une demi-heure et croît alors rapidement tandis que, du côté cocaïnisé, la dilatation pupillaire est déjà nette un quart d'heure après l'instillation. Peut-être la mydriase apparue dans l'œil eucaïnisé est-elle due à ce que l'instrument servant à rechercher l'état de la sensibilité a pu transporter de la cocaïne d'un œil dans l'autre ; peut-être aussi s'agit-il d'une sensibilité particulière de l'iris. Quoiqu'il en soit nous avons repris cette expérience en nous servant de deux instruments différents, les résultats en sont indiqués dans l'obs. 3. On voit que cette fois aucune mydriase n'est constatée, au bout d'une heure la pupille avait les mêmes dimensions qu'avant l'instillation. Il était survenu un rétrécissement très léger et passager qu'on peut expliquer par l'irritation produite par l'Eucaïne, de même que le myosis qui apparaît à la suite de la pénétration d'un corps étranger dans l'œil. Nous pouvons donc conclure que l'Eucaïne B, aux doses employées en clinique, n'a pas d'action appréciable sur la pupille.

Nous avons également étudié l'action de l'Eucaïne sur l'accommodation en mesurant, avant et après les instillations, le punctum proximum et le punctum remotum.

Nous n'avons jamais constaté, même au bout d'une heure, le moindre trouble de l'accommodation.

C. — *Action sur la tension intra-oculaire.*

Les recherches sur les modifications de la tension sont loin d'être faciles. On a bien construit des instruments spéciaux pour la mesurer, mais tous les tonomètres sont imparfaits et il vaut encore mieux s'en rapporter à l'appréciation toute subjective de la pression digitale. Il est évident que de légères modifications échapperont à ce genre d'exploration, mais en clinique on peut négliger une diminution ou une augmentation de tension qui échappent à des doigts exercés. Pour avoir des résultats plus précis, nous avons souvent eu recours à la grande expérience de M. le professeur Rohmer.

Les expériences sur les animaux ont montré que des instillations répétées amenaient une diminution de tension. Cette diminution de tension est beaucoup moins marquée que celle obtenue avec la cocaïne.

Chez l'homme, MM. Silex, Dolbeau, Mikowski, n'ont observé aucune modification de la pression intra-oculaire, même après des instillations répétées.

Dans nos trente observations, on voit que deux fois seulement M. Rohmer a constaté une diminution à peine sensible. Dans tous les autres cas, il n'a été observé aucune différence appréciable avec l'œil conservé comme témoin. On peut donc conclure que l'Eucaïne, aux doses employées en clinique, n'abaisse pas la tension, ou du moins l'abaisse d'une quantité tout à fait négligeable au point de vue pratique.

Indications de l'Eucaïne.

L'Eucaïne A a été définitivement rejetée de la thérapeutique oculaire, en raison de son action irritante ; il n'y a donc pas lieu de s'en occuper.

De l'étude de l'Eucaïne B, il résulte que cet anesthésique présente quelques avantages sur la cocaïne. Il convient de rechercher si ces avantages sont suffisants pour lui faire donner la préférence dans certains cas et quels sont ces cas.

On sait que les solutions d'Eucaïne peuvent rester longtemps à l'air sans s'altérer et qu'il est facile de les stériliser par l'ébullition sans produire de dédoublement, par conséquent sans affaiblir leur pouvoir analgésique. Ce sont là des avantages sérieux quand on songe à la facilité avec laquelle s'altèrent les solutions de cocaïne ; la possibilité de la stérilisation est une qualité appréciable aussi bien pour les instillations dans l'œil que pour les injections sous-cutanées.

L'Eucaïne est deux fois moins toxique que la cocaïne. L'importance dela toxicité, qui n'échappe pas quand il s'agit d'injections sous-cutanées, est également à considérer en ophtalmologie où cependant on n'emploie guère les anesthésiques que sous forme d'instillations. Sans doute, s'il est fréquent de constater une sensation de sécheresse et de constriction de la gorge parfois très désagréables, les accidents graves sont rares à la suite des instillations. Ils ont été signalés pourtant et M. Rohmer nous a rapporté deux cas de syncope consécutive à l'instillation de quelques gouttes de cocaïne, chez la même personne, sans qu'il soit possible de faire uniquement entrer en jeu une émotivité particulière du malade. D'autres ont vu survenir des vomissements qui peuvent être très fâcheux après l'extraction de la cataracte, les lèvres de la plaie cornéenne qui sont à peine accolées peuvent se séparer facilement sous l'effort du vomissement. Les instillations de cocaïne ne sont donc pas aussi inoffensives qu'on pourrait le croire, aussi, sans attacher plus d'importance qu'il ne convient, en raison de la rareté des accidents, à l'avantage de l'Eucaïne d'avoir une toxicité deux fois moindre, faut-il cependant en tenir compte,

L'ischémie, due à la cocaïne, est un inconvénient quand on opère sur la cornée déjà mal irriguée. L'Eucaïne B, par la vaso-dilatation qu'elle produit, semble donc préférable dans ces cas. Mais cette ischémie, reprochée à la cocaïne, n'est-elle pas le plus souvent un avantage. Quand il s'agit d'opérations sur la conjonctive, les muscles de l'œil et les paupières, tissus bien suffisamment vascularisés, une action vaso-dilatatrice serait un inconvénient sérieux en donnant lieu à une hémorrhagie capable de voiler le champ opératoire. L'hyperémie est également défavorable dans les inflammations de l'œil.

L'Eucaïne B est sans action sur la pupille et c'est là une de ses plus grandes qualités pour les opérations pratiquées sur les couches superficielles de l'œil. Mais l'absence de mydriase semble plutôt un inconvénient dans certaines opérations : dans l'opération de la cataracte l'extraction du cristallin est considérablement gênée par l'étroitesse de la pupille.

Tous les auteurs ont cité l'action fâcheuse de la cocaïne sur la tension intraoculaire qui se trouve quelquefois abaissée au point que le couteau le mieux affilé a quelque peine à pénétrer dans l'œil devenu flasque. L'Eucaïne B détermine certainement une chute de la pression, l'expérimentation l'a montré, mais cet abaissement est si faible qu'on peut le négliger en clinique. Avec l'emploi de l'Eucaïne on ne se trouvera donc pas aux prises avec les difficultés opératoires indiquées plus haut. Mais l'hypotonie cocaïnique est-elle aussi fâcheuse qu'on a bien voulu le dire. Il semble qu'on ait singulièrement exagéré ses inconvénients. Nous n'avons jamais vu l'œil « se chiffonner », sous l'influence de la cocaïne, au point de gêner l'opérateur. L'hypotonie cocaïnique n'est accentuée que dans les cas où l'œil est soumis depuis plus d'une demi-heure à des instillations répétées, il est donc facile de l'éviter.

Et puis cet abaissement de tension n'est-il pas un avantage quand il s'agit d'yeux glaucomateux. On sait que dans les cas de glaucome l'instillation de cocaïne détermine une exaspération des douleurs qui semble liée à la dilatation de la pupille. On avait considéré cette augmentation des douleurs comme un phénomène de nature à faire admettre que la tension de l'œil est augmentée. Les physiologistes ont fait justice de cette opinion. Quelle que soit la cause réelle de l'exaspération des douleurs, l'abaissement de tension est un fait réel, aussi la cocaïne semble-t-elle indiquée dans les cas de glaucome.

On le voit, de tous les avantages de l'Eucaïne B il n'en est pas un qui n'ait été exagéré ou qui ne soit un inconvénient dans certains cas. Elle ne mérite donc pas de remplacer partout et toujours la cocaïne. Du reste elle présente à son tour des désavantages.

Les instillations d'Eucaïne B sont douloureuses, l'irritation produite est plus intense qu'avec la tropacocaïne et l'holocaïne; la sensation de brûlure quoique non constante et toujours supportable n'en est pas moins désagréable. Ce n'est pas tout. L'Eucaïne, on l'a vu, est un bon anesthésique et la solution à 2 0/0 a détérminé une anesthésie dans bien des cas suffisante pour pratiquer l'opération de la cataracte ou l'iridectomie. Elle n'est cependant pas toujours satisfaisante, ce qui ne doit pas surprendre, le pouvoir anesthésique de l'Eucaïne étant inférieur à celui de la cocaïne. Pour obtenir une anesthésie égale à celle produite par les solutions de cocaïne à 5 0/0 ou à 10 0/0 ordinairement employées, il faudrait une solution d'Eucaïne plus forte qui provoquerait une sensation de brûlure insupportable sans compter que la solubilité de l'Eucaïne B n'étant que de 3,50 0/0, de pareilles solutions ne pourraient être obtenues. C'est là un grand inconvénient quand on songe à tous les accidents qui peuvent résulter d'une anesthésie imparfaite au cours d'opérations intraoculaires.

Enfin, en présence de conjonctives enflammées, l'Eucaïne est aussi impuissante que la cocaïne à produire une anesthésie complète. L'emploi de l'Eucaine B présente donc des avantages et des inconvénients; voyons quel parti on peut en tirer au point de vue thérapeutique.

La faible toxicité, la facilité de conservation et de stérilisation des solutions sont des avantages appréciables dans tous les cas. L'absence de mydriase semble indiquer l'emploi de l'Eucaïne pour toutes les interventions après lesquelles un pansement sera inutile, par exemple pour l'extraction des corps étrangers, l'opération des chalazions, le massage de la cornée et de la conjonctive palpébrale ; le malade n'aura pas, comme avec la cocaïne, la vision gênée quelquefois pendant plus de vingt-quatre heures par la mydriase.

Pour les opérations sur les paupières, sur la conjonctive, telles que suture de la conjonctive, ablation de ptérygion, l'Eucaïne est absolument contre-indiquée : l'invariabilité de la pupille ne présente plus aucun avantage puisqu'un pansement est nécessaire, du reste, l'absence de mydriase, la moindre toxicité, ne seraient pas suffisantes pour contrebalancer les inconvénients résultant de la vasodilatation et de l'irritation.

Les mêmes raisons doivent la faire écarter dans les opérations de strabisme ; l'écoulement de sang voile le champ opératoire et rend la recherche et la section du tendon plus difficiles.

Chaque fois que l'œil sera enflammé l'Eucaïne sera contre-indiquée. D'après M. Silex les malades atteints d'iritis préfèrent la cocaïne, l'anémie par cet anesthésique leur procure une sensation de bien-être.

Quant aux opérations portant sur les couches plus profondes, comme la cataracte, l'emploi de l'Eucaïne y semblerait avantageux par l'absence d'action sensible sur la tension ; la vaso-dilatation serait plutôt favorable pour la plaie cornéenne. Mais la diminution de tension n'est pas aussi gênante que les détracteurs de la cocaïne ont bien voulu le dire. La dilatation de la pupille est sans doute un inconvénient, car il est souvent difficile en incisant le limbe de passer à côté de l'épais bourrelet formé par l'iris, mais elle est aussi un avantage puisqu'elle rend plus facile l'extraction du cristallin. Dans plusieurs observations où l'Eucaïne avait été utilisée on voit l'extraction du cristallin considérablement gênée par l'étroitesse de la pupille ; l'iris coiffe en quelque sorte le cristallin et tend à le luxer en arrière. Ce n'est pas tout, avec l'Eucaïne on ne peut pas compter sur une anesthésie aussi intense, aussi profonde qu'avec la cocaïne, aussi les accidents tels que l'issue du corps vitré et les complications telles que les hernies de l'iris seront-ils à redouter, nous avons eu l'occasion d'en constater. En conséquence, malgré sa plus grande toxicité et l'hypotonie qu'elle produit, la cocaïne reste préférable à l'Eucaïne pour l'opération de la cataracte.

Pour l'iridectomie l'invariabilité de la pupille est un avantage, l'iris étant plus facile à saisir que si, par suite de la dilatation de la pupille, il se trouvait réduit à un bourrelet épais. Mais l'iridectomie nécessite une anesthésie profonde, complète pour être pratiquée sans danger. Or, la cocaïne même en solution à 1/10 est souvent impuissante à produire une insensibilité suffisante de l'iris, l'Eucaïne étant moins active ne saurait donc être recommandée. Dans le glaucome l'Eucaïne B n'aurait pas de contre-indication, s'il est vrai que le seul fait de la dilatation de la pupille suffit pour augmenter les douleurs.

En résumé, l'Eucaïne ne semble indiquée que dans les interventions portant sur les couches superficielles de l'œil telles que l'extraction des corps étrangers et l'opération du chalazion. Peut-être trouverons-nous que, même dans ces cas, l'un des deux autres anesthésiques nouveaux remplace avantageusement l'Eucaïne.

HOLOCAÏNE

I. — Étude chimique.

La découverte de l'holocaïne est de date récente.

C'est en janvier 1897 que M. Taüber, en faisant des expériences sur des mélanges de phénacétine et de phénétidine, découvrit le corps auquel il donna le nom d'holocaïne.

Bientôt après (avril 1897), MM Heinz et Schlosser en publient une remarquable étude.

Enfin M. Nitzberg nous en donne toutes les propriétés chimiques.

Comme on vient de le voir, l'holocaïne est un dérivé de la phénacétine. On l'obtient par la combinaison moléculaire de la phénacétine et de la paraphénétidine, avec mise en liberté d'une molécule d'eau comme le montre l'équation suivante :

$$C^6H^4 \begin{matrix} \diagup OC^2H^5 \\ \diagdown AzH.\ COCH^3 \end{matrix} + C^6H^4 \begin{matrix} \diagup OC^2H^5 \\ \diagdown AzH^2 \end{matrix}$$

$$= C^6H^4 \begin{matrix} \diagup OC^2H^5 \\ \diagdown AzH - \underset{\displaystyle CH^3}{\overset{}{C}} : \end{matrix} \begin{matrix} OC^2H^5 \diagdown \\ Az \diagup \end{matrix} C^6H^4 + H^2O$$

L'holocaïne est une base énergique, elle cristallise en gros prismes transparents. Son point de fusion est à 121°; elle est insoluble dans l'eau, soluble dans l'alcool et l'éther.

Le chlorhydrate, qui est seul employé en ophtalmologie, cristallise en petites aiguilles incolores et transparentes. Sa réaction est neutre.

Il ne se dissout que lentement dans l'eau froide, facilement au contraire dans l'eau chaude, mais la solution saturée refroidie, ne garde que 2,5 0/0 environ de sel; le surplus cristallise. Les solutions ne s'altèrent pas à l'air et ne se décomposent pas par l'ébullition.

On remarque fréquemment que la solution d'holocaïne se trouble au bout de quelques heures, quand on la fait bouillir dans des vases en verre; ce qui tient à ce que l'eau bouillante dissout une partie des composés alcalins du verre; le chlorhydrate se décompose au contact de l'alcali. et la base mise en liberté trouble la solution et donne un dépôt amorphe. On peut éviter ce trouble de plusieurs façons: la plus simple est d'employer des capsules de porcelaine. Des verres préalablement désalcalinisés en y faisant bouillir pendant une demi-heure à une heure de l'eau distillée ou mieux une faible solution d'acide chlorhydrique rempliraient le même but. Du reste, le trouble de la solution est sans inconvénient, la diminution de concentration par précipitation de la base est insignifiante, et il suffit de filtrer pour obtenir instantanément une solution utilisable ; le dépôt d'holocaïne serait même utile en maintenant la solution à l'état neutre.

Le chlorhydrate d'holocaïne se distingue de celui de la cocaïne :

1° Par sa réaction avec du permanganate;

2° Par sa moindre solubilité dans l'eau ;

3° Par son insolubilité dans l'acide azotique à froid.

Pouvoir antiseptique. — D'après les recherches de M. le professeur Schmitt, le chlorhydrate d'holocaïne, sans être un bactéricide énergique, est suffisamment antiseptique pour rendre inutile la stérilisation des solutions. « Incorporé à des bouillons aseptiques, il ne cultive pas, et ajouté à des bouillons de culture dans la proportion de 1 0/0, il retarde, pour le bacille pyocyanique, le colibacille, le charbon et le streptocoque, l'apparition de la rétroculture d'une façon sensiblement supérieure à celle de l'Eucaïne, de la cocaïne et de la tropacocaïne. »

II. — Étude physiologique.

Toxicité. — Kuthe, puis Guttmann, ont les premiers appelé l'attention sur la toxicité de l'holocaïne.

MM. Heinz et Schlœsser concluent de leurs recherches qu'il suffit d'un centigramme à quinze milligrammes d'holocaïne pour entraîner la mort d'un lapin de 1,500 à 2,000 grammes, alors que 5 centigrammes de cocaïne seraient nécessaires pour produire le même effet.

Après eux, M. Gires, dans sa thèse inaugurale, et M. Chevalier reconnaissent à l'holocaïne une toxicité égale, sinon supérieure à celle de la cocaïne.

Après de nombreuses expériences, M. le professeur Schmitt a donné les chiffres suivants, qu'on peut considérer comme définitifs :

Pour le cobaye, une dose de 4 1/2 à 5 centigr. d'holocaïne par kilogr. d'animal est nécessaire pour entraîner la mort; pour le lapin, l'équivalent toxique est de 6 centigr.

L'holocaïne est donc deux fois plus toxique que la cocaïne.

Phénomènes d'intoxication. — Kuthe, dans ses expériences, n'avait guère observé que des convulsions toniques.

Après une étude plus approfondie, MM. Heinz et Schlœsser font de l'holocaïne un poison convulsivant intense analogue à la strychnine. Deux à trois milligrammes d'holocaïne en injection souscutanée produisent sur la grenouille une surexcitabilité des réflexes, sans convulsions. Chez les animaux à sang froid, il se présente, indépendamment de l'action irritante sur les centres nerveux, une action curariforme sur les terminaisons des nerfs moteurs. L'augmentation de l'excitabilité réflexe se manifeste surtout sur un membre dont on a comprimé les vaisseaux afférents pour empêcher le poison d'y arriver ; à l'autre membre elle est cachée par la paralysie des nerfs moteurs périphériques. On sait que, à petites doses, la strychnine agit également à la façon du curare.

Chez les animaux à sang chaud, l'action périphérique de l'holocaïne disparaît, de sorte que l'action convulsivante subsiste seule.

M. Gires, reprenant la question, distingue deux phases dans l'intoxication : une phase d'hyperexcitabilité et une phase convulsive.

Pour M. le professeur Schmitt, les phénomènes d'intoxication de l'holocaïne sont sensiblement les mêmes que pour la cocaïne et l'Eucaïne. Ici encore on peut distinguer les trois phases d'agitation, de convulsions, enfin de paralysie. L'intoxication holocaïnique présente cependant quelques différences, « les convulsions succèdent plus brusquement à l'agitation première, le type tonique y prédomine et la période paralytique est plus courte. Dès que les phénomènes bruyants de l'intoxication holocaïnique ont cessé, l'animal revient très vite à son état normal. »

Sur la respiration, l'holocaïne agit comme l'Eucaïne. L'action de l'holocaïne sur le cœur est aussi intense que celle de l'Eucaïne A ; cependant, « même quand le ralentissement est déjà prononcé, la courbe cardiopathique ne diffère pas sensiblement de la normale ; sur la fin seulement, le rythme cardiaque restant à peu près régulier, la systole et la diastole faiblissent graduellement, et le cœur s'arrête à moitié rempli de sang. »

Sur la pression sanguine et sur la température, l'action de l'holocaïne est identique à celle de l'Eucaïne.

III. – De l'holocaïne en ophtalmologie.

A. Action analgésique.

C'est en janvier 1897 que Hirschberg parle pour la première fois de l'emploi de l'holocaïne comme succédané de la cocaïne en thérapeutique oculaire, et depuis, les communications des ophtalmologistes sur ce nouvel anesthésique se sont succédées avec rapidité. M. Guttmann, appelant l'attention sur sa toxicité supérieure à celle de la cocaïne, recommandait de ne s'en servir qu'en instillations pour obtenir rapidement l'anesthésie des couches superficielles de l'œil; l'holocaïne ne présenterait aucun des inconvénients de la cocaïne, aussi la considère-t-il comme destinée à remplacer avantageusement la cocaïne et l'Eucaïne en thérapeutique oculaire. M. Deneffe semble du même avis.

Les expériences de MM. Heinz et Schlœsser ne sont pas moins favorables. Ces deux auteurs montrent que l'holocaïne a un pouvoir antiseptique suffisant pour rendre inutile la stérilisation de la solution et qu'elle joint à une action anesthésique très rapide l'avantage de ne déterminer aucun accident consécutif. Pour M. Winselmann, l'action de l'holocaïne ne serait pas seulement plus rapide, mais plus profonde. MM. Berger, Gires et Hirschfeld arrivent à peu près aux mêmes conclusions.

Cependant M. Derby, tout en reconnaissant les avantages de l'holocaïne, la considère comme un violent poison et en rejette absolument l'emploi sous forme d'injections sous-cutanées. M. Bock est pour ainsi dire le seul expérimentateur qui ait observé des phénomènes secondaires fâcheux, mais il employait jusqu'à cinq grammes de la solution d'holocaïne à 1 0/0.

L'action et l'emploi de l'holocaïne ont été longuement étudiés par M. Natanson dans les *Annales d'oculistique*. Ses expériences l'ont amené à conclure à une supériorité réelle de l'holocaïne sur la cocaïne dans les cas d'inflammation de l'œil. Il insiste sur son pouvoir antiseptique, son action rapide, sur l'absence de phénomènes d'intoxication et sur son prix moins élevé. En raison de sa toxicité, elle ne doit pas être employée en injections sous-cutanées.

Contrairement à cette opinion et à celle de M. Guttmann, M. Chevalier ne reconnaît aucun danger aux injections sous-cutanées de 1/2 à 1 ^{cmc}. Pour lui, l'anesthésie holocaïnique atteint les couches profondes de l'œil telles que l'iris, les muscles. Il faut remarquer qu'il employait pour les instillations des solutions à 2 0/0. L'holocaïne lui semble préférable à la cocaïne dans les collyres à l'atropine ou à l'ésérine. Les solutions auraient une action moindre en vieillissant.

M. Masselon, qui a expérimenté l'holocaïne dans le service de M. Panas, en a obtenu des résultats moins favorables. Sa valeur anesthésique sur l'œil enflammé n'est pas supérieure à celle de la cocaïne. De plus elle détermine, au moment de l'instillation, une cuisson assez vive et un larmoiement assez abondant.

Enfin, MM. Lagrange et Cosse ont fait une étude comparative de l'hololocaïne et de la cocaïne. Ils arrivent à considérer l'holocaïne comme particulièrement utile quand la conjonctive est enflammée et la recommandent dans les opérations sur la conjonctive et la face antérieure de la cornée.

On le voit, la plupart des oculistes sont favorables à l'holocaïne; sur quelques points cependant l'accord n'est pas complet. Nous avons donc repris son étude pour nous rendre compte par nous-même de son pouvoir anesthésique et de ses effets secondaires.

Pour se faire une idée nette de l'efficacité de l'holocaïne comme anesthésique local, il convenait de l'employer dans un grand nombre de cas divers. Nos expériences ont porté sur des yeux normaux, puis sur des yeux enflammés, enfin nous avons examiné les effets de l'holocaïne au point de vue opératoire. Pour toutes nos recherches, nous nous sommes servi de solutions à 1 0/0 et à 2 0/0, préparées avec de l'holocaïne en poudre envoyée par la maison Meister Lucius et Brüning, d'Hœchst sur le Mein. L'anesthésie est considérée comme complète quand on peut toucher la cornée, pincer la conjonctive sans provoquer de réflexe.

1. *Œil normal.* — Nos recherches ont porté sur le lapin et sur l'homme. Une solution au centième a été d'abord employée.

OBSERVATION I.

On instille dans l'œil gauche d'un lapin deux gouttes d'holocaïne au centième. L'animal ferme l'œil.

Au bout de trente secondes, la paupière ayant été soulevée, l'œil reste ouvert, on peut toucher la cornée sans provoquer de rèaction.

L'insensibilité absolue ne survient qu'au bout de deux minutes. L'application d'un corps chaud sur la cornée, puis sur la conjonctive, ne provoque aucune réaction; on peut pincer la conjonctive sans que l'animal fasse aucun mouvement.

Quatre minutes. — Apparition d'un léger dépoli cornéen.

Huit minutes. — Le trouble de la cornée s'est accentué, la surface de la cornée est tout à fait irrégulière, sa teinte est laiteuse. La conjonctive a conservé son aspect normal, les vaisseaux ne sont nullement dilatés.

Ni mydriase, ni modification de la tension.

La sensibilité ne reparaît qu'au bout de seize minutes

Une même dose de cocaïne à 1 0/0 ayant été instillée dans l'autre œil, l'anesthésie n'est complète qu'au bout de trois minutes, mais dure un peu plus longtemps ; la sensibilité ne reparaît plus que dix-huit minutes après l'instillation.

OBSERVATION II

PRISE SUR NOUS-MÊME.

L'œil droit, sur lequel porte l'expérience, ne présente rien de particulier, sa sensibilité est normale.

Instillation de 4 gouttes d'holocaïne qui provoque une sensation de cuisson, assez légère du reste, et accompagnée d'un peu de larmoiement.

La sensation de cuisson a complètement disparu au bout de quarante secondes ; à ce moment la sensibilité de l'œil est nettement diminuée.

Au bout de une minute et demie la sensibilité est abolie, on peut toucher l'œil sans provoquer de réflexe, les différences de température ne sont plus perçues.

Six minutes après l'instillation, l'anesthésie dure encore. L'œil est brillant, la conjonctive est légèrement injectée, la pupille a conservé ses dimensions primitives, l'accommodation n'est pas troublée.

La sensibilité ne reparaît qu'au bout de 8 minutes.

Quinze minutes. — La sensibilité est redevenue normale, il persiste une légère injection péricornéenne et une sensation de gêne qui ne tarde pas à disparaître.

On fait deux nouvelles instillations. Une heure après on ne constate aucune modification, ni de la pupille, ni de l'accommodation.

OBSERVATION III

M... Louise, 14 ans. Strabisme convergent de l'œil droit.

Dans l'œil gauche normal, on instille quatre gouttes d'holocaïne à 1 0/0, il survient au bout de quelques secondes une légère sensation de cuisson qui disparaît rapidement, la conjonctive devient un peu rouge.

En une minute, l'insensibilité de la cornée est complète, on peut la toucher sans provoquer de réflexe ; la conjonctive est encore un peu sensible.

Au bout de deux minutes, l'anesthésie est complète.

Six minutes. — On ne constate pas de modification de la cornée, qui est lisse et brillante. La pupille a les mêmes dimensions que dans l'œil droit. La tension paraît la même dans les deux yeux.

Huit minutes. — L'anesthésie est encore complète. Aucune modification de l'œil.

Au bout de dix minutes, la sensibilité reparaît, l'œil perçoit les différences de température quand on le touche avec un stylet successivement chauffé, puis refroidi.

OBSERVATION IV

F... Marie, 24 ans, domestique. Parésie du droit externe.

L'œil droit est nornal, on instille quatre gouttes d'holocaïne à 1 0/0. Il survient une sensation de brûlure qui cède rapidement, légère hyperémie de la conjonctive.

Au bout d'une demi-minute, la sensibilité est déjà notablement diminuée.

Deux minutes. — L'anesthésie est complète.

Quatre minutes. — L'injection de la conjonctive n'est plus appréciable.

Sept minutes. — La sensibilité commence à reparaître sur la conjonctive.

Neuf minutes. — Le contact du stylet sur la cornée provoque un réflexe cornéen.

La conjonctive a son aspect normal, la pupille n'est pas modifiée, la cornée est lisse, brillante, la tension paraît la même qu'à gauche.

OBSERVATION V

W... Alfred, 58 ans, berger. Atrophie des deux papilles d'origine tabagique. L'aspect extérieur de l'œil est normal.

Instillation de quatre gouttes d'holocaïne à 1 0/0 qui détermine une sensation de picotement, légère et fugace.

Au bout d'une minute, l'insensibilité de la cornée est complète, ou peut la toucher sans provoquer de réflexe. Légère hyperémie de la conjonctive.

Une minute et demie. — La conjonctive elle-même est devenue insensible.

Dix minutes. — L'anesthésie dure encore, la conjonctive a repris son aspect normal.

Seize minutes. — La sensibilité reparaît sur la conjonctive. On ne constate aucune modification de la tension, ni de l'épithélium cornéen, les dimensions de la pupille n'ont pas varié.

Nous avons résumé dans le tableau suivant les résultats obtenus dans ces observations.

Observations	Début de l'anesthésie	Anesthésie complète	Durée
1	30 secondes	2 minutes	14 minutes
2	40 s.	1 m. 1/2	6 m. 1/2
3	1 m.	2 m.	8 m.
4	30 s.	2 m.	5 m.
5	1 m.	1 m. 1/2	14 m.

On voit que l'anesthésie holocaïnique s'établit rapidement, puisqu'elle débute quelquefois au bout de trente secondes. Tous les observateurs ont été frappés par cette rapidité d'action. Presque toujours l'anesthésie de la cornée est complète une minute après l'instillation, on peut la toucher sans provoquer de réflexe. L'anesthésie complète des couches superficielles de l'œil survient après un temps variable, elle ne tarde jamais plus de deux minutes. Il est à remarquer que l'holocaïne n'agit pas avec la même rapidité pour toute la surface de l'œil. C'est la cornée qui subit d'abord son action ; la conjonctive ne perd sa sensibilité que plus tard et c'est sa portion palpébrale qui s'anesthésie en dernier lieu. Comme pour la cocaïne et l'Eucaïne, l'anesthésie s'arrête net à la lèvre postérieure du bord libre des paupières, ainsi que le montre l'observation suivante.

OBSERVATION VI

G..., 46 ans. Implantation vicieuse des cils des deux paupières inférieures.

Instillation d'holocaïne à 1 0/0 dans l'œil gauche. Au

bout de deux minutes l'anesthésie de l'œil est complète, cependant l'arrachement des cils est aussi douloureux du côté où l'anesthésique a été employé que du côté droit, qu'on n'a pas essayé d'insensibiliser.

On voit par le tableau précédent que la durée de l'anesthésie holocaïnique est variable, elle oscille entre cinq et quatorze minutes, on peut donc lui assigner une durée moyenne de huit à neuf minutes à la suite d'une seule instillation. Comme pour l'Eucaïne on peut prolonger l'anesthésie par des instillations répétées. Dans l'observation suivante l'insensibilité a pu être maintenue pendant quarante-cinq minutes grâce à cinq instillations successives.

OBSERVATION VII

P..., 56 ans. Pterygion de l'œil droit.

On instille quelques gouttes d'holocaïne à 1 0/0. L'insensibilisation est obtenue au bout d'une minute et demie. L'intervention ne pouvant avoir lieu aussitôt qu'on le pensait, l'anesthésie est maintenue par quatre nouvelles instillations. L'opération est faite au bout de quarante-cinq minutes sans aucune douleur. La section de la conjonctive est suivie d'un écoulement de sang peu abondant et qui ne gêne pas l'opérateur. On ne constate aucun trouble de la cornée.

Le retour de la sensibilité se fait dans l'ordre inverse de sa disparition. La conjonctive redevient sensible alors qu'on peut encore toucher la cornée sans provoquer de réflexe. C'est la sensibilité thermique qui reparaît la première.

L'action de la solution d'holocaïne à 2 0/0 a aussi été étudiée sur des yeux normaux.

OBSERVATION VIII

R... Eugène, 60 ans. Taie de la moitié inférieure de la cornée empêchant la vision, l'œil n'est pas enflammé.

Instillation de quelques gouttes d'une solution d'holocaïne à 2 0/0.

Il survient une cuisson assez vive accompagnée de larmoiement.

Au bout de trente secondes la cornée est insensible, mais la conjonctive est plus longue à s'anesthésier; hyperémie assez marquée.

Deux minutes. — La conjonctive à son tour est insensible.

La sensibilité ne reparaît qu'au bout de dix minutes.

On fait dans la suite deux nouvelles instillations à deux minutes d'intervalle pour permettre de pratiquer une iridectomie optique.

En incisant la cornée, le couteau embroche l'iris par suite de la faible profondeur de la chambre antérieure, la piqûre de l'iris provoque un léger mouvement du malade, cependant au moment où on sectionne l'iris le malade ne se plaint pas. Interrogé après l'opération le malade reconnait n'avoir pas « senti grand'chose ».

OBSERVATION IX

PRISE SUR NOUS-MÊME.

Les deux yeux sont normaux. Des deux côtés la pupille mesure 2^{mm},4.

Instillation dans l'œil droit d'holocaïne en solution à

2 0/0 et dans l'œil gauche d'une solution de cocaïne également à 2 0/0.

A droite il survient quelques secondes après l'instillation une sensation de cuisson assez vive et qui a complètement disparu au bout d'une minute.

A gauche, l'instillation n'a provoqué qu'une sensation de picotement.

Une minute et demie. — L'anesthésie est complète à droite.

Trois minutes. —Insensibilité complète à gauche, l'œil est normal tandis qu'à droite on constate de l'hyperémie.

Dix minutes. — Des deux côtés le contact d'un instrument métallique donne une sensation de fraîcheur. La sensibilité reparaît sur la conjonctive.

Douze minutes. - La vascularisation de l'œil droit a disparu, l'œil a repris son aspect normal, tandis qu'à gauche la pupille est dilatée.

La sensibilité paraît plus nette à gauche qu'à droite.

Quatorze minutes. — Des deux côtés la cornée est sensible. La pupille gauche mesure 3^{mm},6, tandis qu'à droite son diamètre n'a pas varié.

Ces deux observations montrent que la solution à 2 0/0 ne paraît pas augmenter sensiblement la rapidité d'action ni la durée de l'anesthésie, qui ne semble gagner qu'en intensité.

Le pouvoir anesthésique de l'holocaïne a paru supérieur à celui de la cocaïne, à la plupart des expérimentateurs. Pour M. Winselmann, une solution d'holocaïne à 1 0/0 serait même plus active qu'une solution de cocaïne à 3 0/0, et M. Schmitt lui attribue un pouvoir anesthésique supérieur non seulement à la tropacocaïne et à l'Eucaïne, mais aussi à la cocaïne. Des expériences comparatives nous ont montré qu'à doses égales l'anesthésie holocainïque est plus intense et survient plus rapidement qu'avec la cocaïne.

2) *Sur des yeux enflammés*, la cocaïne a une action incertaine, mais on sait que l'efficacité de l'holocaïne, a mise par la plupart des expérimentateurs, a été mise en doute par quelques-uns. Nous avons pu étudier cette action sur un lapin. Deux jours avant l'expérience, la cornée avait été irritée par des grattages répétés. Au moment de l'instillation la cornée était trouble, et, à son voisinage, la conjonctive était injectée. Trois gouttes d'holocaïne suffirent pour amener une anesthésie complète, mais cette anesthésie nous parut plus tardive que sur l'œil normal, elle n'était complète qu'au bout de trois minutes et sa durée fut moindre.

Dans tous les cas de corps étrangers dont on verra plus loin les observations, l'anesthésie holocaïnique fut parfaite.

Sans doute, la simple congestion qui accompagne le plus souvent la présence d'un corps étranger sur la cornée ne se serait pas opposée à l'action de la cocaïne, mais dans plusieurs cas l'œil était fortement irrité, et peut-être la cocaïne aurait-elle été inefficace. L'holocaïne a été employée dans plusieurs cas où il s'agissait d'inflammation franche de l'œil.

OBSERVATION X

N... Marguerite, 9 ans. Ulcère de la cornée, injection de la conjonctive, photophobie.

Instillation de quelques gouttes de la solution d'holocaïne au centième.

Au bout de trois minutes l'insensibilité est complète. L'application de poudre d'iodoforme sur la cornée ne provoque aucune sensation pénible.

OBSERVATION XI

A... Théophile, 38 ans. Sclérite boutonneuse.

On fait deux instillations successives d'holocaïne, puis on injecte sous la conjonctive quelques gouttes d'une solution de cyanure de mercure. La piqûre de l'aiguille passe inaperçue, mais l'injection est encore douloureuse ; cependant, le malade dit spontanément n'avoir pas autant souffert que d'habitude.

OBSERVATION XII

B... Nicolas, 29 ans. Sclérite, l'œil est très enflammé.

Après deux instillations d'holocaïne on peut toucher la cornée et la conjonctive sans provoquer de réflexe. On injecte dans le tissu sous-conjonctival quelques gouttes d'une solution de sublimé. L'injection est douloureuse.

OBSERVATION XIII

G... Louis, 49 ans, terrassier. Iridocyclite survenue à la suite de l'opération de la cataracte ; l'œil est enflammé.

On fait deux instillations d'holocaïne, puis on pratique une injection sous-conjonctivale. La piqûre de l'aiguille n'est pas ressentie, mais l'injection est douloureuse.

OBSERVATION XIV

B... Joseph, 56 ans. Traumatisme de l'œil, hypopyon. L'œil est enflammé.

On fait deux instillations d'holocaïne à 1 0/0, qui amènent une anesthésie complète de la cornée et de la conjonctive, qu'on peut pincer sans provoquer de réflexe.

La piqûre faite avant l'injection n'est pas douloureuse, mais l'injection de quelques gouttes de sublimé provoque une vive brûlure.

OBSERVATION XV

P... Louis, 68 ans. Traumatisme de l'œil, hypopyon, inflammation de la conjonctive avec léger chémosis.

On fait deux instillations d'holocaïne à 2 0/0. Une minute après la deuxième instillation, l'insensibilité est complète, on peut pincer la conjonctive sans provoquer de réaction. On fait alors une injection massive de cyanure de mercure, la piqûre à l'aiguille n'est pas douloureuse.

On voit par ces observations que l'anesthésie de la conjonctive et de la cornée est obtenue complète, quel que soit le degré de l'inflammation. Contrairement à l'opinion de M. Masselon, nous pouvons donc conclure que l'holocaïne paraît agir non seulement dans les cas où l'inflammation semble légère, mais aussi quand elle est très prononcée ; l'anesthésie nécessite dans ces circonstances un peu plus de temps pour s'établir et une dose plus forte. En conséquence, on devra préférer l'holocaïne à la cocaïne dans tous les cas d'inflammation de l'œil.

3. *Action de l'holocaïne au point de vue opératoire.* — On sait que l'holocaïne anesthésie bien les couches superficielles de l'œil, aussi les interventions portant sur la cornée et la conjonctive se font-elles sans déterminer de douleur. Dans les cas suivants de corps étranger, on voit que l'anesthésie est parfaite.

OBSERVATION XVI

C... Louis, 51 ans, forgeron, se présente à la consultation pour un corps étranger qui a pénétré dans l'œil droit et s'est incrusté dans la cornée. Les douleurs sont assez vives, la conjonctive est injectée.

10 h. 17. — Instillation de quelques gouttes de la solution d'holocaïne au centième ; le malade ressent une légère sensation de cuisson qui disparaît rapidement.

10 h. 20. — Nouvelle Instillation, la cuisson est presque nulle.

10 h. 22. — Extraction du corps étranger. L'anesthésie est parfaite, le malade n'a ressenti aucune douleur.

10 h. 30. — L'anesthésie persiste, la conjonctive a son aspect normal, la pupille n'est pas dilatée, la cornée est brillante et ne présente aucun dépoli.

10 h. 31. — La sensibilité reparaît.

OBSERVATION XVII

C... Émile, 18 ans, mécanicien. Un corps étranger a pénétré ce matin dans son œil gauche et s'est incrusté à la partie interne de la cornée. La conjonctive est légèrement injectée.

10 h. 51. — Instillation de 3 gouttes d'holocaïne à 1 0/0. Le malade accuse une sensation de cuisson très légère qui disparaît au bout d'une demi-minute.

10 h. 54. — Extraction pénible du corps étranger, le malade cependant ne se plaint d'aucune douleur. On ne constate ni mydriase, ni dépoli cornéen.

OBSERVATION XVIII

M..., 38 ans, tailleur de pierres, se présente à la consultation pour un fragment de pierre qui s'est incrusté à la partie inférieure de la cornée. La douleur est assez vive, la conjonctive est hyperémiée. Instillation de quelques gouttes d'holocaïne; il survient une sensation de cuisson qui disparaît rapidement. Au bout de 2 minutes, extraction du corps étranger sans provoquer la moindre douleur.

OBSERVATION XIX

N... Charles, 33 ans, serrurier. Corps étranger incrusté depuis un jour sur la cornée gauche. L'œil est injecté, la douleur est vive. Instillation de quelques gouttes d'holocaïne à 1 0/0. Le malade ressent une sensation de picotement de courte durée. Deux minutes après l'instillation, on pratique l'extraction qui est laborieuse mais se fait avec une anesthésie complète. Ni mydriase, ni dépoli cornéen.

OBSERVATION XX

C... Lazare, 28 ans, ajusteur. Corps étranger incrusté au bord interne de la cornée droite à son union avec la conjonctive. Le malade s'est présenté il y a quinze jours également pour un corps étranger, l'anesthésie avait été obtenue avec la cocaïne. Après l'instillation d'holocaïne, le malade se plaint d'une douleur qu'il n'aurait pas ressentie la première fois. L'extraction du corps étranger est facile, sans provoquer aucune douleur.

OBSERVATION XXI

G... Charles, 25 ans, chaudronnier. Corps étranger de l'œil gauche au niveau de la pupille. La conjonctive est vascularisée.

On instille quelques gouttes d'holocaïne au centième, il survient un peu de cuisson qui dure près d'une minute.

Au bout de 3 minutes, extraction sans aucune douleur.

OBSERVATION XXII

S... Pierre, 25 ans, forgeron. Corps étranger ayant pénétré dans l'œil il y a quatre jours et s'étant incrusté au centre de la cornée.

Instillation d'holocaïne à 1 0/0 qui provoque une sensation de cuisson légère et fugitive. Au bout de trois minutes, on enlève le corps étranger sans provoquer aucune douleur.

La pupille n'est pas modifiée.

OBSERVATION XXIII

S... 16 ans, mécanicien. Corps étranger siégeant au bord interne de la cornée gauche, la conjonctive comprise entre la cornée et l'angle interne de l'œil est légèrement enflammée.

Instillation de quelques gouttes de la solution d'holocaïne au centième, il survient un peu de cuisson et l'hyperémie est augmentée.

Au bout d'une minute et demie, l'anesthésie est complète. Extraction facile du corps étranger sans provoquer aucune sensation pénible.

Un quart d'heure après l'extraction, on ne constate aucune modification de la pupille, l'accommodation n'est pas troublée.

OBSERVATION XXIV

L... 40 ans, employé au chemin de fer. Corps étranger de l'œil droit. Instillation de quelques gouttes de la solution d'holocaïne au centième, il survient un peu de larmoiement. Au bout de deux minutes, on extrait le corps étranger sans provoquer de douleur.

OBSERVATION XXV

D... Lucien, 29 ans, mécanicien. Corps étranger de l'œil gauche.

10 h. 30. — Instillation de quelques gouttes de la solution d'holocaïne à 2 0/0 qui détermine une sensation de cuisson assez vive. On fait deux nouvelles instillations.

10 h. 45. — Extraction du corps étranger sans aucune

douleur, mais les couches superficielles de la cornée sont ramollies et se détachent facilement avec l'instrument, la cornée cependant a conservé son aspect brillant.

11 h. — On mesure les dimensions des pupilles au pupillomètre de de Wecker, on trouve pour l'œil droit 1^{mm} 8 et pour l'œil gauche, 1^{mm} 65.

La pupille gauche semble donc rétrécie sous l'influence de l'holocaïne.

11 h. 30. — Une nouvelle mensuration donne des deux côtés 1^{mm},8.

L'holocaïne donne donc constamment de bons résultats dans les interventions portant sur la face antérieure de la cornée et les solutions au centième déterminent une anesthésie suffisante.

Nous avons recherché à quelle profondeur s'étendait cette anesthésie :

OBSERVATION XXVI

C... 16 ans, blanchisseuse. Keratite parenchymateuse double, datant de 8 mois.

Dans l'œil droit on instille quelques gouttes de la solution de cocaïne habituellement employée (1/10).

Dans l'œil gauche on fait deux instillations successives d'holocaïne en solution au centième.

Des deux côtés on fait une injection sous-conjonctivale de cyanure de mercure.

L'œil gauche est plus sensible que le droit.

OBSERVATION XXVII

S... Etienne, 51 ans, corroyeur. Se présente à la consultation pour un chalazion de la paupière inférieure gauche.

Après deux instillations, on procède à l'opération. L'incision ne provoque pas de sensation pénible, le curettage seul est douloureux

OBSERVATION XXVIII

M... Louise, 14 ans. Strabisme interne de l'œil droit. A été déjà opérée il y a un mois environ.

On fait deux instillations d'une solution d'holocaïne à 1 0/0. La première détermine une légère sensation de brûlure. Au moment de l'opération qu'on commence deux minutes après la seconde instillation, on ne constate aucun trouble de la cornée, aucune modification, ni de la pupille, ni de la tension.

L'incision de la conjonctive paraît se faire à l'insu de la malade, la section du tendon est un peu douloureuse, la malade fait un mouvement.

L'écoulement de sang est plus abondant qu'il ne l'est d'ordinaire avec la cocaïne.

La malade, interrogée, dit n'avoir pas eu plus mal que lors de la première opération pour laquelle une solution de cocaïne avait été employée.

OBSERVATION XXIX

A... Louise, 60 ans. Kyste de la conjonctive siégeant immédiatement au-dessous de la cornée, de la grosseur d'un petit pois.

Instillation d'holocaïne à 1 0/0 qui ne détermine pas de douleur, mais une légère hyperémie.

Au bout de deux minutes on enlève ce kyste sans déterminer de douleur.

OBSERVATION XXX

D... 37 ans, comptable. Atteint de choroïdite.

Instillation de quatre gouttes de la solution d'holocaïne à 2 0/0.

L'anesthésie est complète au bout d'une minute et demie. On fait alors une injection sous-conjonctivale de cyanure de mercure. La piqûre de l'aiguille se fait à l'insu du malade qui se plaint de quelques douleurs aussitôt après l'injection.

Ces diverses observations nous montrent que dans tous les cas, l'anesthésie de la conjonctive a été complète puisque la piqûre de l'aiguille d'une seringue de Pravaz n'est pas ressentie par les malades, et que l'incision de la conjonctive, pour l'ablation d'un pterygion ou une section tendineuse, ne provoque pas de douleur. Mais l'anesthésie ne semble pas dépasser la conjonctive, du moins avec la solution au centième, l'injection de quelques gouttes de cyanure dans le tissu sous-conjonctival, le curettage des parois d'un kyste de la paupière, la section d'un tendon restent douloureux. Une solution à 2 0/0 semble avoir donné de meilleurs résultats dans l'obs. 30, sans amener encore d'anesthésie complète.

Enfin l'holocaïne a été employée pour les opérations intra-oculaires.

OBSERVATION XXXI

G... Antoine, 65 ans. Cataracte sénile de l'œil gauche. On fait trois instillations d'holocaïne à 1 0/0. Le malade n'accuse aucune sensation désagréable après l'instillation.

Aucun trouble de la cornée, pas de modification de la tension.

L'anesthésie est parfaite, l'extraction du cristallin est assez facile malgré l'absence de mydriase.

OBSERVATION XXXII

M... Auguste, 71 ans, tailleur. Cataracte sénile de l'œil droit.

On fait trois instillations d'holocaïne à 1 0/0. Au moment de l'opération, la vascularisation de la conjonctive est plus marquée qu'à gauche ; la pupille a les mêmes dimensions, M. le professeur Rohmer constate une très légère augmentation de la tension.

L'épithélium cornéen est intact.

L'incision de la cornée ne provoque aucune douleur, l'extraction du cristallin est facile.

Quelques jours après on constate une hernie de l'iris.

OBSERVATION XXXIII

M..., 72 ans, journalier. Cataracte de l'œil droit.

On fait trois instillations d'holocaïne à 1 0/0.

Au moment de l'opération il persiste une légère injection péricornéenne. M. Rohmer constate une augmentation à peine sensible de la tension. Le malade est indocile pendant l'opération.

OBSERVATION XXXIV

O... Marie, 82 ans. Cataracte sénile de l'œil droit. On instille à trois reprises quelques gouttes d'holocaïne à

1 0/0. Après la première instillation la malade accuse une légère sensation de cuisson, la conjonctive reste injectée pendant quelques minutes.

On ne constate pas de modification sensible de la tension.

L'incision de la cornée paraît se faire à l'insu de la malade. L'extraction du cristallin est facile, mais il persiste quelques masses cristalliniennes ; pour arriver à les extraire on pratique une iridectomie. Au moment de la section de l'iris la malade réagit un peu, mais ne se plaint pas.

OBSERVATION XXXV

L... Auguste, 38 ans, facteur. Cataracte de l'œil droit.

On fait deux instillations de quelques gouttes de la solution d'holocaïne à 2 0/0. La première instillation provoque une sensation de cuisson qui ne survient qu'au bout d'une dizaine de secondes et qui disparaît rapidement. L'incision de la cornée se fait sans provoquer de douleur. On s'aperçoit qu'il existe des synéchies postérieures, l'iridectomie est nécessaire et se fait sans provoquer ni plainte, ni mouvement du malade. Grâce à l'iridectomie le cristallin est extrait facilement.

Le malade interrogé répond qu'il n'a éprouvé aucune sensation douloureuse. Avant l'opération, M. Rohmer avait constaté une hypertension nette du côté holocaïnisé.

OBSERVATION XXXVI

M... Louis, 70 ans, manœuvre. Cataracte sénile de l'œil gauche. On fait deux instillations d'holocaïne à 2 0/0.

Avant l'opération on ne constate pas de dépoli cornéen mais une légère augmentation de tension.

L'anesthésie est complète, l'extraction du cristallin est assez facile.

OBSERVATION XXXVII

M..., 75 ans. Cataracte sénile de l'œil droit.

On fait deux instillations d'holocaïne à 2 0|0. On instille en même temps à gauche quelques gouttes d'Eucaïne B à 2 0|0 pour comparer leur action irritante. Le malade accuse une brûlure plus vive du côté eucaïnisé.

Trois minutes après la seconde instillation d'holocaïne on incise la cornée ; l'extraction du cristallin est facile, le malade reconnaît n'avoir éprouvé aucune douleur.

OBSERVATION XXXVIII

A..., 71 ans. Cataracte sénile de l'œil gauche.

On fait trois instillations d'holocaïne à 2 0/0. Au moment de l'opération on ne constate pas de dépoli cornéen, la conjonctive est légèrement hyperémiée. M. Rohmer constate une légère augmentation de tension.

L'anesthésie est parfaite. L'extractiou du cristallin est facile.

OBSERVATION XXXIX

O... Élise, 63 ans. Cataracte sénile de l'œil gauche.

Instillation d'holocaïne qui détermine une sensation de cuisson et de l'hyperémie de la conjonctive. On fait deux nouvelles instillations.

Au moment de l'opération, la pupille n'a pas varié, la tension n'est pas modifiée.

L'anesthésie est parfaite. Le cristallin est extrait facilement.

OBSERVATION XL

S... C..., 59 ans. Opérée il y a trois jours de cataracte.

L'anesthésie avait été obtenue avec l'Eucaïne B à 1 0|0 et n'avait pas été complète. Après deux instillations d'holocaïne à 1 0|0 on résèque la portion herniée de l'iris sans provoquer de réaction de la part de la malade qui prétend avoir moins souffert que pendant l'opération de la cataracte.

OBSERVATION XLI

N... Antoine, 65 ans. Hernie de l'iris consécutive à l'opération de la cataracte. On fait trois instillations de quelques gouttes d'holocaïne à 1 0|0.

Au contact de la pince avec l'iris, le malade fait un mouvement, l'iridectomie n'arrache cependant aucune plainte au malade.

OBSERVATION XLII

M... Auguste. Opéré de cataracte, hernie de l'iris.

L'anesthésie est obtenue avec deux instillations d'holocaïne à 1 0|0.

Deux minutes après on résèque la portion herniée de l'iris, l'anesthésie n'est pas complète.

Quelques jours plus tard on constate un enclavement de l'iris dans la plaie cornéenne. On fait encore deux instillations d'holocaïne à 1 0|0 puis on cautérise l'iris au thermocautère. L'opération ne paraît pas bien douloureuse.

OBSERVATION XLIII

C... Camille, 30 ans. Iritis ancienne avec synéchies. Iridectomie optique.

On fait trois instillations successives d'holocaïne à 10/0. Deux minutes après la dernière instillation on procède à l'opération.

La section de la cornée ne paraît pas ressentie par le malade, mais la section de l'iris est encore un peu douloureuse.

OBSERVATION XLIV

C... Jacob, 20 ans. Taies anciennes avec iridectomies multiples.

Se présente à la consultation pour une perforation de la cornée résultant d'un traumatisme et par laquelle le cristallin fait hernie.

On fait deux instillations de la solution d'holocaïne à 2.0|0, la première est suivie de cuisson avec larmoiement et rougeur de la conjonctive.

Deux minutes après la seconde instillation, on peut cautériser au thermo cautère les parties herniées sans provoquer de douleur.

OBSERVATION XLV.

L... 52 ans. Iritis double avec synéchies nombreuses. On se propose de faire une iridectomie optique dans les deux yeux.

A droite, on fait trois instillations à trois minutes

d'intervalle de quelques gouttes d'holocaïne en solution à 2 0/0.

M. Rohmer constate au moment de l'opération une hypertension légère. L'épithélium de la cornée n'est pas modifié ; hyperémie légère de la conjonctive.

La section de la cornée se fait à l'insu du malade. On saisit l'iris et on le sectionne sans que le malade manifeste aucune sensation douloureuse.

A gauche, deux instillations seulement sont faites avec la solution d'holocaïne à 2 0/0. L'opération est pratiquée une min. et demi après la seconde instillation. L'incision de la cornée ne provoque aucune douleur, mais quand on saisit l'iris le malade cherche à fermer les paupières et laisse échapper une plainte au moment de la section.

Dans ces quinze observations de cataracte ou d'iridectomie, les solutions à 1 0/0 et à 2 0/0 ont été successivement employées.

Pour les opérations de cataracte, la solution à 1 0/0 semble avoir donné dans plusieurs cas une anesthésie suffisante. Cependant, une fois, il est survenu une hernie de l'iris attribuable peut-être à une insensibilité incomplète, et, le plus souvent, on voit le patient serrer violemment les paupières au moindre frôlement de l'iris. La pression ainsi exercée sur le globe peut avoir des conséquences fâcheuses, elle peut provoquer la rupture de la zonule et l'issue du corps vitré.

Dans l'iridectomie, la solution au centième a toujours donné de mauvais résultats, la section de l'iris a été douloureuse dans tous les cas.

L'holocaïne en solution à 1 0/0 n'agit donc pas ou agit très peu sur les couches profondes de l'œil, en particulier sur l'iris; aussi son emploi doit-il être rejeté dans toutes les opérations intraoculaires. Il n'en est pas de même de la solution à 2 0/0. Celle-ci a donné dans tous les cas de cataracte une anesthésie parfaite et l'effleurement de l'iris ne risque plus de provoquer un spasme des paupières. L'iridectomie elle aussi a pu être pratiquée sans aucune douleur. La dernière observation est particulièrement intéressante à cet égard. On voit que l'anesthésie a été complète à droite à la suite de trois instillations, tandis qu'à gauche, où deux instillations seulement avaient été faites, la section de l'iris a été douloureuse. Il en résulte qu'il faut au moins trois instillations de la solution d'holocaïne à 2 0/0 pour rendre l'iris complètement insensible, et que l'opération ne doit être pratiquée que trois minutes après la dernière instillation, pour laisser à l'anesthésique le temps d'agir dans la profondeur. En suivant ces préceptes, on obtiendra toujours une anesthésie complète de l'iris.

Dans un seul cas, nous avons employé l'holocaïne en injection sous-cutanée.

OBSERVATION VII.

P..., 54 ans. Chalazion de la paupière supérieure droite pointant vers la peau.

Injection sous-cutanée d'un quart de cmc d'holocaïne à 1 0/0, l'injection ne semble pas produire d'irritation.

Au bout de trois minutes, on incise la peau sans provoquer de douleur, le curettage est encore un peu douloureux.

M. Chevalier recommande ces injections à la dose de 1/2 à 1 cmc au maximum, de la solution à 1 0/0. L'injection faite dans le derme à une faible profondeur ne donne lieu à aucune douleur appréciable. La zone anesthésiée est limitée à la zone d'œdème et ne lui est pas supérieure. L'anesthésie est produite au bout de trois à quatre minutes et cesse dix minutes après l'injection.

De toute cette étude, on peut conclure que l'anesthésie holocaïnique est complète au bout de deux minutes, que sa durée est de huit minutes et qu'elle est plus profonde qu'avec une dose égale de cocaïne. L'holocaïne agit aussi bien sur les yeux enflammés que sur les yeux sains. Une solution à 2 0/0 est nécessaire pour obtenir à coup sûr l'anesthésie de l'iris et des muscles de l'œil.

En ce qui concerne les injections sous-cutanées, bien que nous n'ayons pas pour ainsi dire d'expérience personnelle, l'holocaïne semble devoir céder le pas à la cocaïne, en raison de sa toxicité.

B. — **Effets secondaires de l'holocaïne sur l'appareil de la vision.**

1. — *Action sur la cornée et la conjonctive.*

Action irritante.— On sait que l'instillation de cocaïne produit une sensation désagréable augmentant avec le titre de la solution. A ce point de vue, la plupart des expérimentateurs ne reconnaissent a l'holocaïne aucun avantage. M. Schmitt fait une distinction basée sur le titre de la solution. En solution forte l'holocaïne a une action irritante supérieure à celle de la cocaïne, tandis que les solutions faibles sont moins irritantes.

Après l'instillation d'holocaïne dans un œil de lapin on observe immédiatement un clignement des paupières et l'animal maintient l'œil fermé. Ce n'est qu'au bout de trente secondes que l'œil reste ouvert quand l'on entr'ouvre les paupières.

Chez l'homme il survient cinq à dix secondes après l'instillation d'une solution au centième une sensation de cuisson légère et non constante. Dans des expériences comparatives avec la cocaïne, l'instillation d'holocaïne nous a toujours paru nettement plus douloureuse ; par contre la sensation de cuisson est beaucoup moins vive qu'avec l'Eucaïne B. Cette sensation est très fugace, très passagère; dans nos diverses observations elle avait constamment disparu au bout d'une minute.

En même temps que la cuisson l'holocaïne provoque une hypersécrétion passagère de la glande lacrymale, et il est fréquent de voir couler quelques larmes.

La solution d'holocaïne à 2 0/0 est plus irritante encore, elle détermine constamment une sensation de brûlure alors que la cocaïne ne provoque qu'un peu de picotement, en même temps on observe du larmoiement. Ainsi qu'il résulte de l'observation 37 l'irritation produite est moins vive qu'avec l'Eucaïne B.

Action sur les vaisseaux. — Au point de vue de l'action de l'holocaïne sur les vaisseaux, on s'accorde à la regarder comme négligeable. Une observation de Winselmann tendrait à attribuer à cet anesthésique une action vaso-constritive, il faut ajouter que l'auteur reconnaît lui-même n'avoir pas obtenu le même effet dans d'autres cas. Dans quelques-unes de nos observations, on voit l'instillation d'holocaïne en solution à 1 0/0 être suivie d'une injection de la conjonctive, peu marquée et de courte durée ; la conjonctive reprend sa coloration normale au bout de quelques minutes, la zône péricornéenne reste le plus longtemps hyperémiée. Le plus souvent il ne survient ni ischémie, ni hyperémie. Avec la solution à 2 0/0 l'injection de la conjonctive est constante et aussi plus marquée. Nous avons constaté au cours d'une section du droit interne, et d'une opération de ptérygion une hémorrhagie nettement plus abondante que celle produite habituellement par la cocaïne. Nous ne croyons donc pas comme MM. Winselmann Gires, Lagrange et Cosse, que l'holocaïne ait une action vaso-constritive même faible. Si son action sur les vaisseaux est négligeable, elle paraît cependant avoir plutôt une tendance à la vaso-dilatation qu'à la vaso-constriction. C'est du reste l'opinion de ceux qui ont étudié l'holocaïne au point de vue physiologique. Dans les cas observés, l'écoulement de sang n'a pas été assez abondant pour gêner l'opérateur.

Action sur la cornée. — L'action de l'holocaïne est variable suivant qu'on opère sur l'animal ou sur l'homme. MM. Heinz et Schlœsser avaient déjà observé un dépoli cornéen à la suite d'instillations dans l'œil d'un lapin. Expérimentant également sur un lapin, nous avons vu survenir quelques minutes après l'instillation un trouble très accentué de la cornée dont la surface était irrégulière. L'œil avait été maintenu ouvert pendant toute la durée de l'expérience. L'autre œil du lapin placé dans les mêmes conditions, mais soumis à l'instillation de cocaïne, présenta un trouble de la cornée beaucoup moins marqué.

Chez l'homme, au contraire, tous les auteurs sont d'accord pour reconnaître l'avantage de l'holocaïne sur la cocaïne. M. Chevalier, après avoir instillé quelques gouttes de la solution d'holocaïne a maintenu l'œil à découvert pendant quinze minutes, au moyen d'un écarteur, sans pouvoir constater la moindre altération de la cornée. M. Bock est le seul qui signale une action fâcheuse de l'holocaïne. Dans un cas il a pu observer « la dessiccation de la conjonctive et de la cornée avec dépouillement rapide de l'épithélium et formation d'ulcérations » ; la guérison demanda une semaine. Il ne faut pas oublier que dans ce cas l'épithélium conjonctival et cornéen avait une vitalité affaiblie par suite d'une affection de la conjonctive datant de longtemps, et que Bock employait jusqu'à cinq grammes de la solution d'holocaïne au centième. Nous n'avons, pour notre part, jamais constaté le moindre trouble de la cornée consécutif à des instillations d'holocaïne à 1 0/0. La diminution du danger d'une lésion cornéenne tient peut-être à l'action rapide de l'holocaïne.

La solution à 2 0/0 ne paraît pas aussi inoffensive. Dans un cas de corps étranger nous avions fait trois instillations de cette solution pour étudier son action sur la pupille ; au moment de l'extraction, M. Rohmer constata que les couches superficielles de la cornée étaient ramollies et se détachaient facilement ; l'œil était cependant lisse, brillant et ne laissait paraître aucun trouble ; il est possible qu'une exfoliation de l'épithélium eût été observée si l'œil était resté à découvert. Les solutions d'holocaïne à 2 0/0 ne semblent donc pas avoir d'avantage sur la cocaïne en ce qui concerne l'action sur la cornée.

2. — *Action sur la pupille.*

L'expérimentation a montré que des instillations répétées d'holocaïne étaient suivies d'une dilatation de la pupille. Cette action mydriatique est faible, puisqu'elle est inférieure à celle de la tropacocaïne et de l'Eucaïne.

Chez l'homme, les observateurs sont d'accord pour n'attribuer à l'holocaïne aucune action sur l'iris. Pour notre part, nous n'avons jamais eu l'occasion de constater de mydriase appréciable. Sur nous-même, nous avons instillé en plusieurs fois dix gouttes de la solution d'holocaïne à 1 0/0, au bout d'une heure le diamètre de la pupille était le même que dans l'œil témoin. L'expérience a été reprise avec une solution à 2 0/0 (obs. 25), on fait trois instillations successives. Au bout d'une demi-heure la pupille était légèrement rétrécie et une heure après l'instillation les deux pupilles avaient les mêmes dimensions. On peut donc conclure que les doses employées en ophtalmologie sont trop faibles pour produire une modification de la pupille.

L'holocaïne est également sans effet sur l'accommodation. L'iris réagit normalement même après plusieurs instillations et dans les cas où le ponctum proximum et le ponctum remotum ont été mesurés, on n'a constaté aucune modification.

3. — *Action de l'holocaïne sur la tension intra-oculaire.*

On a déjà vu, au sujet de l'Eucaïne, que, faute d'un bon tonomètre, les recherches sur les modifications de la tension sont fort difficiles. Ici encore il a fallu s'en rapporter aux sensations données par la pression digitale ; il faut reconnaître que les résultats ainsi obtenus sont suffisamment précis, les différences qui échappent à ce mode d'exploration étant négligeables au point de vue pratique.

La plupart des expérimentateurs n'attribuent à l'holocaïne aucune action sur la tension intra-oculaire; cependant M. Schmitt conclut de ses expériences que l'holocaïne abaisse cette tension, la chute de la pression, il est vrai, serait moins marquée qu'avec l'Eucaïne.

Chez l'homme, la diminution de la tension n'est pas appréciable. Dans quelques cas M. Rohmer a trouvé plutôt une tendance à l'augmentation; une fois même, après plusieurs instillations d'une solution à 2 0/0, l'élévation de la pression était manifeste pour des doigts peu exercés. Comment expliquer ce désaccord apparent avec les recherches de laboratoire? Il est à remarquer que dans le dernier cas la mesure de la tension n'a pas été prise avant l'instillation; peut-être était-elle augmentée avant l'application de l'anesthésique; l'observation étant incomplète perd donc de sa valeur. D'autre part, dans les rares cas où une modification a été trouvée, l'élévation de la tension était si faible qu'elle avait échappé à plusieurs observateurs. Nous admettrons donc que, si chez l'animal, des instillations répétées diminuent la tension, chez l'homme les doses employées en clinique ne produisent, dans la majorité des cas, aucune modification appréciable; en tous cas la pression paraît plutôt avoir une tendance à s'élever qu'à s'abaisser.

IV. **Indications de l'holocaïne**

Il résulte de l'étude de l'holocaïne que cet anesthésique présente sur la cocaïne de nombreux avantages.

Les solutions d'holocaïne se conservent longtemps sans s'altérer; leur pouvoir antiseptique est supérieur à celui de la cocaïne et suffisant pour rendre la stérilisation inutile.

L'anesthésie s'établit rapidement puisqu'elle est complète au bout de deux minutes, elle paraît plus intense que l'anesthésie cocaïnique et semble mieux atteindre les couches profondes, à condition d'employer une solution à 2 0/0.

Sur les yeux enflammés l'holocaïne a un pouvoir anesthésique incontestablement plus marqué que la cocaïne.

Les solutions au centième ne déterminent aucun trouble cornéen, les vaisseaux ne sont pas sensiblement modifiés. La pupille et l'accommodation, la tension intra-oculaire ne sont pas influencées d'une façon appréciable.

On a vu par l'étude de l'Eucaïne que plusieurs de ces avantages, tels que l'invariabilité de la pupille, l'absence de modification notable de la tension, n'avaient pas toute l'importance qu'on leur avait attribuée. Cependant les avantages de l'holocaïne sont si nombreux, que cet anesthésique semblerait devoir se substituer complètement à la cocaïne s'il ne présentait à son tour des inconvénients dont quelques-uns assez fâcheux.

La solution d'holocaïne se trouble fréquemment, mais cela ne tient pas, on le sait, à une altération de la solution, et il est facile d'éviter ce trouble en prenant la précaution bien simple de faire la solution et de la laisser refroidir dans une capsule de porcelaine.

L'instillation d'holocaïne surtout en solution à 2 0/0 produit une sensation de cuisson avec larmoiement. Mais cette douleur, pour être plus vive qu'avec la cocaïne, est toujours inférieure à celle que provoque l'Eucaïne et ne semble pas un inconvénient sérieux.

Un autre grief est la courte durée de l'anesthésie, qui cesse au bout de huit minutes, mais il est facile d'y remédier par des instillations répétées.

L'inconvénient le plus grave est sa toxicité, qu'on sait deux fois supérieure à celle de la cocaïne. Cette considération doit faire rejeter les injections sous-cutanées ou, tout au moins, celles-ci devront-elles être faites avec plus de prudence encore que pour la cocaïne.

Le danger est certainement moins grand quand il s'agit d'instillations. Pourtant, M. Schmitt a observé un cas où l'instillation de 35 gouttes d'une solution au centième dans l'œil d'un jeune lapin amena des convulsions. Des doses équivalentes ne sont jamais employées chez l'homme. Après des instillations dans le cul-de-sac conjonctival d'une solution à 5 0/0, M. Heintz n'a pu observer de phénomènes d'intoxication. Si l'on songe que les solutions employées sont deux fois moins fortes que celles de cocaïne, on conviendra que les dangers de phénomènes d'intoxication ne sont pas plus grands avec l'holocaïne.

On le voit, tous ces inconvénients sont insuffisants pour faire rejeter complètement l'holocaïne, ils ne font qu'en limiter l'emploi. Pour trouver les indications de l'holocaïne, passons en revue les diverses interventions sur l'œil pour rechercher dans chaque cas le parti qu'on peut tirer de son emploi.

Dans des cas de conjonctivites, d'ophtalmies, de kératites, l'œil irrité, douloureux, souffrant de photophobie, se prête mal à l'exploration. L'holocaïne agissant bien sur les yeux enflammés, et produisant rapidement l'anesthésie, trouvera dans ces cas une indication de premier ordre; il suffira d'instiller quelques gouttes de la solution à 1 0/0 pour diminuer la sensibilité et rendre possible l'examen complet des lésions.

Pour M. Chevalier, l'holocaïne devrait se substituer à la cocaïne dans les collyres à l'ésérine ou à l'atropine. Mais, M. Berger a montré que « l'association de la cocaïne avec un myotique augmente l'action de ce dernier, ce qui ne s'observe pas si ce myotique est associé à l'holocaïne : la cocaïne produit, en effet, par le desséchement de l'épithélium cornéen des éraillures par lesquelles l'absorption du myotique est favorisée. » La même raison semble plaider contre l'association de l'holocaïne à un mydriatique. La cocaïne paraît donc devoir être conservée dans ces cas, la solution étant toujours assez faible et l'œil n'étant pas laissé à découvert, le trouble de la cornée ne saurait être accentué au point de devenir un danger. Par contre, pour tous les autres collyres devant agir sur la conjonctive, l'holocaïne semble devoir être employée de préférence.

L'holocaïne paraît d'un emploi avantageux dans toutes les opérations extraoculaires. Ces interventions sont en général à la portée de tous les médecins, et ceux-ci, n'ayant pas tous les jours l'occasion de se servir d'anesthésiques locaux, apprécieront la stabilité des solutions d'holocaïne.

Pour l'extraction des corps étrangers, l'holocaïne est l'anesthésique de choix. Dans toutes nos observations, l'anesthésie a duré assez longtemps pour permettre l'extraction, même quand celle-ci était laborieuse, et rendre inutile toute nouvelle instillation. La solution à 1 0/0 détermine une anesthésie suffisante. Étant donnés le faible titre de la solution et la quantité minime de liquide instillé, puisque quatre gouttes suffisent, on conçoit que les accidents toxiques ne sont nullement à craindre, surtout si l'on songe que cette solution au centième remplace une solution à 2 et même à 4 0/0 de cocaïne. Avant d'intervenir, le praticien devait attendre cinq minutes pour laisser à la cocaïne le temps d'agir; l'holocaïne, au contraire, permettra de procéder presque immédiatement à l'extraction du corps étranger, « elle ne laissera que le temps de préparer l'instrument ». Le pouvoir bactéricide de l'holocaïne dispensera de l'emploi d'un antiseptique et on ne risquera pas, pour une intervention aussi bénigne, de ternir la cornée et de produire des éraillures pouvant livrer passage à des microbes pyogènes. La pupille ne sera pas modifiée et le malade n'aura pas l'ennui d'avoir la vision troublée pendant toute une journée. La douleur sera nulle; si l'œil est très irrité, il suffira de faire une deuxième instillation et, l'opération faite, l'œil, laissé intact par l'holocaïne, pourra immédiatement servir.

L'holocaïne présente les mêmes avantages quand elle sert à déterminer l'anesthésie pour faire le massage de l'œil dans les cas de keratite parenchymateuse et de granulations de la conjonctive. Elle paraît également devoir être recommandée pour les injections sous-conjonctivales de cyanure de mercure, puisque dans la plupart de ces cas l'œil est enflammé. Ces injections étant toujours très douloureuses, il conviendra de faire deux et même trois instillations d'une solution au centième, ou mieux d'employer une solution à 2 0/0. On procèdera de la même façon pour anesthésier la conjonctive avant les cautérisations au nitrate d'argent.

Dans l'opération du chalazion, l'holocaïne semble indiquée de préférence à la cocaïne. Ici encore, un pansement étant souvent inutile, on pourra tirer parti de tous les avantages de cet anesthésique. L'incision de la conjonctive se fait sans douleur, et pour éviter toute sensation désagréable pendant le curettage des parois du kyste, il suffit, comme on l'a proposé, d'instiller immédiatement après l'incision quelques gouttes d'holocaïne dans la plaie. Le pouvoir antiseptique de l'holocaïne donnera à l'opération plus de sécurité.

Dans les opérations de pterygion, de strabisme, dans la suture conjonctivale, la plupart des propriétés de l'holocaïne ne pourront être utilisées ; la parésie de l'accommodation, la dilatation de la pupille dues à la cocaïne sont ici sans inconvénients puisque l'œil sera recouvert d'un pansement. La rapidité de l'anesthésie, l'absence de modification de la tension seront sans importance, par contre l'action vaso-motrice pourrait être fâcheuse, mais elle est toujours assez peu marquée avec les solutions à 1 0/0 pour ne pas gêner l'opérateur. L'absence de trouble de la cornée, le pouvoir bactéricide, la stabilité des solutions plaideraient seuls en faveur de l'holocaïne; de son côté, la cocaïne présenterait ici l'avantage de produire une vaso-constriction fort utile, d'être moins toxique et de déterminer une anesthésie plus durable.

Dans ces diverses interventions, on aura donc le choix entre ces deux anesthésiques, l'holocaïne ne présentant pas d'avantages suffisants pour être employée de préférence.

Dans le tatouage des taies, le dessèchement de l'épithélium cornéen semble faciliter la pénétration de la matière colorante dans les couches profondes de la cornée, aussi la cocaïne semble-t-elle préférable, d'autant plus que l'opération étant assez longue, la durée de l'anesthésie holocaïnique ne serait pas suffisante.

Toutes les opérations portant sur les couches superficielles de l'œil viennent d'être examinées ; comment l'holocaïne se comporte-t-elle dans les opérations intra-oculaires ?

La solution au centième a été utilisée dans quatre cas de cataracte, deux fois l'opération a été suivie d'une hernie de l'iris, complication observée rarement avec la cocaïne. S'agit-il d'une simple coïncidence, d'une de ces séries si fréquentes en clinique? Nous ne le croyons pas. Il faut sans doute mettre en cause une anesthésie non suffisamment profonde qui expliquerait le spasme des paupières, l'entrebaillement de la plaie cornéenne et la hernie de l'iris. L'absence de modification de la tension ou son élévation, si faible qu'elle soit, a peut-être aussi quelque influence. Nous avons donc été conduit par la première hypothèse à em-

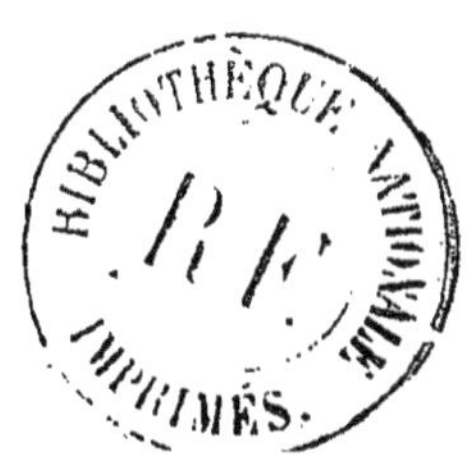

ployer une solution à 2 0/0. A ce titre, l'holocaïne produit une anesthésie très profonde, l'opération se fait sans provoquer de douleur, et l'on n'observe plus d'accident ni de complication opératoires. Ces solutions fortes sont également sans influence appréciable sur la pupille et la tension, mais on a vu pour l'Eucaïne que ces inconvénients de la cocaïne ont été exagérés et que si la mydriase favorise la blessure de l'iris, elle facilite par contre l'extraction du cristallin, de même si la chute de la pression intra-oculaire rend difficile l'incision de la cornée, elle est peut-être un avantage pour les suites opératoires. L'action vaso-dilatatrice assez marquée avec ces solutions fortes favorisera la cicatrisation de la plaie cornéenne; de son côté, le pouvoir antiseptique sera précieux dans tous ces cas où l'on ouvre la coque de l'œil. Mais ces solutions à 2 0/0 ne sont pas sans danger : le ramollissement des couches superficielles, le collapsus de la cornée sont à craindre aussi bien qu'avec la cocaïne, de plus le pouvoir toxique et l'action irritante se trouvent naturellement accrus. Il résulte de tous ces faits que l'holocaïne, si elle agit aussi bien que la cocaïne pour l'opération de la cataracte, ne lui est pas préférable.

La même solution à 2 0/0 est nécessaire pour obtenir l'anesthésie complète de l'iris. Dans l'iridectomie, l'emploi de l'holocaïne semble plus avantageuse que pour l'extraction du cristallin. L'invariabilité de la pupille est ici d'une utilité réelle puisqu'elle permet de saisir plus facilement l'iris, et le pouvoir antiseptique, en permettant de faire une nouvelle instillation après la section de la cornée, rendra l'iridectomie absolument indolente. Il est bien entendu que dans l'iridectomie optique seule l'emploi de l'holocaïne sera indiqué, l'abaissement de tension dû à la cocaïne fera préférer cette dernière pour les iridectomies anti-glaucomateuses. Pour la cataracte comme pour l'iridectomie, il faudra faire trois instillations successives de la solution à 2 0/0 pour permettre à l'anesthésique d'agir sur la profondeur.

En résumé, l'holocaïne paraît être l'anesthésique de choix pour l'exploration des yeux irrités, pour l'extraction des corps étrangers, l'opération du chalazion, la cautérisation de la conjonctive. Elle semble donner aussi de bons résultats pour l'iridectomie optique. Dans tous les autres cas, l'holocaïne ne semble pas préférable à la cocaïne.

TROPACOCAINE

I. — Etude Chimique

La tropacocaïne est connue depuis plusieurs années et déjà en 1892 elle était proposée comme succédané de la cocaïne. C'est Giesel qui l'a retirée des feuilles de la coca de Java qui renferment encore de la cocaïne et d'autres alcaloïdes accessoires.

Liebermann a montré, dans une étude approfondie de la tropacocaïne, qu'il ne s'agit pas d'une cocaïne, puisqu'elle n'a pas pour base l'ecgonine, mais d'une tropéine ; c'est la benzoyl-pseudo-tropéine, pouvant se décomposer en acide benzoïque et en pseudo-tropéine et se reconstituer par synthèse. C'est même le produit synthétique qui doit être employé de préférence à l'alcaloïde naturel comme plus actif, plus pur et plus constant dans sa composition. La dénomination de tropacocaïne proposée par Chadbourne a prévalu dans le langage usuel.

La base se présente sous forme de lamelles incolores très peu solubles dans l'eau. Sa formule de constitution chimique serait :

$$
\begin{array}{ccc}
 & CH^2 & \\
CH & & CH^2 \\
 & CH^2 \quad OC^6H^5OC & \\
 & CH & \\
CH^2 & & CH \\
 & AzCH^3 &
\end{array}
$$

Elle forme avec l'acide chlorhydrique un sel cristallisable, très soluble dans l'eau, fusible à 271° et qui a pour formule.

$$C^8 H^{14} AzO (C^6 H^5 OC). HCl$$

Les solutions de chlorhydrate de trapacocaïne ont plusieurs avantages sur celles de cocaïne : elles se conservent des mois sans s'altérer, et l'ébullition ne les modifie pas, elles sont donc stérilisables.

La tropacocaïne semble avoir une action antifermentescible à peu près semblable à celle de la cocaïne, dont l'action, on le sait, est dix fois moindre que celle de la créosote et de l'acide phénique.

M. le professeur Schmitt a étudié comparativement l'action d'arrêt que les deux substances peuvent exercer sur le développement de quelques espèces bacteriennes : bacille pyocyanique, colibacille, charbon et streptocoque. Le développement de ces diverses espèces a été retardé sous l'influence de l'un et de l'autre agent ; s'il y a une légère différence, elle serait en faveur de la tropacocaïne ; mais après quelques jours cette différence s'efface et le développement atteint celui des cultures témoins.

II. — Etude physiologique

Toxicité. — Chadbourne avait déjà conclu de ses expériences que la cocaïne était deux fois plus toxique que la tropacocaïne. M. le professeur Schmitt a établi ainsi qu'il suit l'équivalent toxique de la tropacocaïne chez le cobaye et le lapin.

La dose mortelle pour le cobaye est de 19 à 21 centigr. par kg., tandis que pour le lapin elle est de 25 à 27 centgr. par kg. La tropacocaïne est donc 3 à 4 fois moins toxique que la cocaïne pour le cobaye et deux fois moins toxique pour le lapin.

Phénomènes d'intoxication. — On retrouve dans l'intoxication tropacocaïnique les trois mêmes phases qu'avec l'holocaïne et les Eucaïnes. L'animal est d'abord agité puis il est pris de convulsions toniques et cloniques, enfin il arrive à la phase de paralysie.

Cependant les phénomènes ne sont pas de tout point semblables. La période d'agitation du début est plus accusée qu'avec les autres substances, et l'animal après les phénomènes bruyants de l'intoxication revient très vite à son état normal.

Comme avec les deux autres anesthésiques les modifications de la respiration sont variables suivant la phase de l'intoxication.

Pendant la période d'agitation il se produit une accélération des mouvements respiratoires à laquelle succède un ralentissement pendant le stade convulsif. Il survient, en même temps que la paralysie, une nouvelle accélération des mouvements respiratoires qui deviennent de plus en plus superficiels, enfin la respiration se ralentit pour s'arrêter un peu avant le cœur.

Sur le cœur et la circulation la tropacocaïne agit comme l'Eucaïne B. Il se produit une accélération suivie d'un ralentissement. Pendant ce ralentissement le cœur se contracte énergiquement, mais il ne se remplit plus complètement, la diastole se fait en deux fois, puis la systole ne se fait plus que sur une petite quantité de sang ; pendant les pauses le cœur est presque vide, et quand il s'arrête, le ventricule est flasque et exsangue.

La pression sanguine est abaissée.

La température s'élève d'abord pour tomber « au-dessous de la normale pendant la phase paralytique des intoxications graves. »

III. — De la tropacocaïne en ophtalmologie.

A. *Action analgésique.*

C'est en 1892 que M. Chadbourne, après une étude des propriétés physiologiques de la tropacocaïne, publie les résultats obtenus avec ce nouvel anesthésique dans la clinique ophtalmologique de M. Schweigger. Il résulte de ces recherches que la tropacocaïne n'est pas inférieure à la cocaïne au point de vue de l'anesthésie locale, elle lui serait même préférable dans certains cas, à cause de sa moindre toxicité, de sa rapidité d'action et de son peu d'influence sur la pupille. De plus, les solutions présenteraient l'avantage de se conserver plusieurs mois sans s'altérer. Pour diminuer leur action irritante, MM. Chadbourne et Schweigger recommandent de n'employer que la tropacocaïne synthétique incorporée à la solution dite physiologique de chlorure de sodium à 6 °/₀₀.

M. Silex est également favorable à la tropacocaïne. En raison de sa rapidité d'action, il la préconise surtout pour l'extraction des corps étrangers.

M. Bokenham, après avoir expérimenté la tropacocaïne obtenue par la voie synthétique, recommande l'emploi de solution à 3 0/0 pour les corps étrangers et à 10 0/0 pour les opérations de strabisme, les interventions sur le canal lacrymal et les cautérisations au nitrate d'argent. Elle aurait l'avantage de ne pas dilater la pupille ni de troubler l'accommodation tout en étant beaucoup moins toxique que la cocaïne.

En France, la tropacocaïne n'a, pour ainsi dire, pas encore été employée en ophtalmologie. M. Hugenschmidt, étudiant son action en injections, émet l'opinion que cet anesthésique est supérieur à la cocaïne, il produirait une anesthésie à la fois plus rapide, plus profonde et plus intense. M. Reclus, au contraire, tout en reconnaissant que la tropacocaïne produit une anesthésie rapide et durable sans troubler l'équilibre physiologique des malades, ne la croit pas destinée à se substituer à la cocaïne qui produit toujours une anesthésie plus profonde.

Tel est aussi l'avis de M. Blaskovics qui considère la tropacocaïne comme un succédané de la cocaïne, mais l'anesthésie aurait une durée plus faible et ne s'étendrait pas à l'iris. Les avantages seraient une action rapide et l'absence de modification de la pupille.

M. Zoltan Vamossy, fait l'exposé des recherches publiées jusqu'à lui sur la tropacocaïne, et arrive à cette conclusion que, même si le pouvoir analgésique de cette dernière n'est pas supérieur à celui de la cocaïne, elle mérite la préférence parce qu'elle est moins toxique et que ses solutions se conservent plus longtemps.

Enfin, après une série d'expériences comparatives sur la valeur anesthésique de la cocaïne, de l'Eucaïne, de l'holocaïne et de la tropacocaïne, M. Rogmann, comme la plupart des précédents expérimentateurs, paraît très favorable à la tropacocaïne qui présenterait comme avantages la facilité de conservation des solutions, une faible toxicité, un pouvoir analgésique égal à celui de la cocaïne, l'absence de dépoli cornéen et de mydriase. Elle agirait plus rapidement que l'Eucaïne, d'autre part elle serait moins irritante et aurait un équivalent toxique plus faible que l'holocaïne. En somme, l'étude de M. Rogmann est tout à l'avantage de la tropacocaïne.

M. le professeur Schmitt, ayant repris l'étude des propriétés physiologiques de la tropacocaïne et de son action locale sur les animaux, nous avons profité de ces données précises pour faire sur l'œil de nouveaux essais de cet anesthésique.

Comme pour les deux autres corps, nos recherches ont porté sur des yeux sains, puis sur des yeux enflammés, enfin nous avons étudié le pouvoir anesthésique de la tropacocaïne au point de vue opératoire. Toutes nos solutions ont été faites avec de la tropacocaïne fournie par la maison Merck.

1. *Œil normal.* — Le pouvoir analgésique de la tropacocaïne en instillation dans un œil sain a été étudié sur l'animal et sur l'homme. Une solution au centième a tout d'abord été employée pour permettre d'établir une comparaison avec l'holocaïne et l'Eucaïne.

OBSERVATION I

L'expérience porte sur un jeune lapin.

Instillation dans l'œil gauche de 3 gouttes de la solution à 1 0/0.

Pas de réaction à l'instillation.

Au bout de 50 secondes, la cornée est insensible.

2' 10". – L'anesthésie est complète. Pas d'injection sensible de la conjonctive.

6 min. La sensibilité reparaît à la conjonctive.

OBSERVATION II

PRISE SUR NOUS-MÊME

La sensibilité de la cornée et de la conjonctive est normale.

L'œil présente son aspect habituel.

On mesure le punctum proximum et remotum.

Instillation de quatre gouttes de tropacocaïne à 1 0/0 dans l'œil gauche.

Au bout de quelques secondes, sensation de cuisson assez marquée qui dure une minute et qui s'accompagne d'un peu de larmoiement. Injection légère de la conjonctive.

Une minute. — La sensibilité est nettement diminuée sans être abolie.

Trois minutes. — L'insensibilité est presque complète, on peut toucher la cornée sans provoquer de réflexe. La conjonctive sent encore un peu. L'anesthésie est à son maximum, la sensibilité ne diminue plus. Cet état reste stationnaire jusqu'à la huitième minute, à ce moment la sensibilité redevient plus marquée. La pupille n'a pas varié, la conjonctive est légèrement injectée, l'épithélium cornéen est conservé intact. La sensibilité à la température a surtout bien reparu.

Au bout de dix minutes, si l'on vient à toucher la cornée le réflexe se produit aussitôt.

On ne constate ni modification de la tension, ni de l'accommodation.

Quinze minutes. — La sensibilité est normale.

L'expérience recommencée donne les mêmes résultats, l'anesthésie n'a duré que quatre minutes.

OBSERVATION III

C... Jean, 71 ans, tailleur de pierres. Atrophie des deux pupilles.

Instillation dans l'œil gauche de cocaïne à 1 0/0, et dans l'œil droit de tropacocaïne également à 1 0/0.

Pas de sensation pénible à gauche, à droite le malade accuse quelques picotements qui cessent en moins d'une minute.

Au bout de deux minutes et demie, l'œil droit est à peu près insensible, à gauche il faut attendre plus de trois minutes pour obtenir le même degré d'anesthésie.

Six minutes après l'instillation la sensibilité reparait à droite, tandis que du côté gauche l'anesthésie persiste jusqu'à la dixième minute.

Au bout de trente minutes on mesure les dimensions des pupilles.

A droite le diamètre pupillaire est de $1^{mm},4$; du côté cocaïnisé la pupille s'est dilatée et mesure $1^{mm},9$.

Dans aucun des deux cas on ne constate de dépoli cornéen.

On peut représenter les résultats obtenus dans le tableau suivant :

Observations	Titre de la solution	Début de l'anesthésie	Anesthésie complète	Durée.
1	1 0/0	50 sec.	2 min.	4 min.
2	1 0/0	1 m.	3 m.	5 m.
	1 0/0	1 m.	3 m.	4 m.
3	1 0/0	1 m.	2 m. 1/2	3 m. 1/2

On voit que pour la rapidité d'action la tropacocaïne mérite d'être placée avant l'Eucaïne et la cocaïne, par contre, pour la durée de l'anesthésie, elle occupe la dernière place.

Une solution à 2 0/0 a été essayée sur l'animal. « En instillant quelques gouttes de cette solution dans l'œil d'un lapin, on constate qu'au bout de quelques secondes, déjà à une demi-minute, l'anesthésie commence à se manifester sur la cornée puis sur la conjonctive; après une minute le réflexe cornéen est aboli, l'anesthésie complète; à eondition de ne pas toucher les cils, la piqûre, le pincement ne déterminent plus aucun mouvement des paupières; cette anesthésie persiste cinq ou six minutes puis disparaît graduellement, de telle sorte que la sensibilité se retrouve intacte après dix minutes environ. »

Chez l'homme ce sont surtout les solutions à 3 et à 4 0/0 qui ont été recommandées par les différents expérimentateurs, c'est donc l'action de ces solutions que nous avons étudiée plus spécialement.

OBSERVATION IV

M..., 14 ans, apprenti ajusteur. Se présente a la consultation pour un corps étranger de l'œil gauche incrusté à la partie inférieure de la cornée. Légère injection de la conjonctive.

Instillation de quatre gouttes de la solution de tropacocaïne à 3 0/0 qui provoque une sensation de brûlure.

Au bout d'une minute et demie l'anesthésie est complète on enlève le corps étranger facilement sans provoquer aucune douleur. La sensibilité reparaît au bout de six minutes.

Quarante-cinq minutes après l'instillation on mesure le diamètre pupillaire.

Dans l'œil témoin on trouve $2^{mm},5$, tandis que dans l'œil tropacocaïnisé la pupille ne mesure que $2^{mm},4$. Il y aurait donc plutôt un rétrécissement de la pupille.

Le punctum proximum et le punctum remotum mesurés avant l'instillation n'ont pas varié.

OBSERVATION V

O..., 13 ans. L'aspect extérieur des yeux est normal.

On instille à droite trois gouttes d'Eucaïne B à 2 0/0, et à gauche trois gouttes également d'une solution de tropacocaïne à 3 0/0.

Le malade accuse des deux côtés une sensation de cuisson qui serait plus marquée cependant du côté tropacocaïnisé.

A l'œil gauche la cornée est insensible au bout de trente secondes, l'anesthésie de la conjonctive est complète au bout d'une minute et demie.

Du côté eucaïnisé l'insensibilité est complète deux minutes après l'instillation. On constate des deux côtés une légère hyperémie.

A gauche la sensibilité reparaît au bout de onze minutes, du côté eucaïnisé l'anesthésie dure plus longtemps, elle ne commence à disparaître que quinze minutes après l'instillation.

La pupille ayant été dilatée par l'atropine, il est impossible de rechercher les modifications de la pupille ou de l'accommodation.

OBSERVATION VI

L.... Marie, 32 ans. Taies anciennes des deux yeux.

Instillation de quelques gouttes d'une solution à 4 0/0 dans l'œil droit, à 3 0/0 dans l'œil gauche.

La malade accuse une sensation de corps étranger dans les deux yeux sans faire de différence, la douleur semble être à peu près la même des deux côtés, une minute et demie après l'instillation la sensation douloureuse n'avait pas complètement disparu.

Au bout de deux minutes l'insensibilité est complète dans les deux yeux. Des deux côtés on constate une légère hyperémie.

Au bout de neuf minutes la sensibilité a reparu dans les deux yeux, la conjonctive a repris à peu près sa teinte normale.

OBSERVATION VII

S..., 57 ans, ferblantier. Atteint de névrite optique de l'œil gauche, l'aspect extérieur de l'œil est normal. Les deux pupilles mesurent $2^{mm},8$.

Pour juger comparativement de la valeur de la tropacocaïne et de la cocaïne nous avons instillé dans l'œil gauche de la tropacocaïne à 3 0/0 incorporée à une solution physiologique de chlorure de sodium, et dans l'œil droit de la cocaïne à 3 0/0.

Œil gauche. L'instillation de tropacocaïne est suivie d'une sensation de brûlure qui cependant ne paraît pas très vive.

Au bout de trente secondes la sensibilité est déjà nettement diminuée. Ce n'est qu'après deux minutes et demie qu'on peut toucher la cornée et la conjonctive sans provoquer de réflexe.

Au bout de six minutes la sensibilité commence à reparaître, on fait deux nouvelles instillations à cinq minutes d'intervalle qui ne provoquent aucune sensation pénible.

Dix-neuf minutes. — La sensibilité reparaît. On ne constate aucune modification de l'épithélium cornéen. Le diamètre pupillaire n'a pas varié.

Œil droit. Le malade, à la suite de l'instillation de cocaïne faite en même temps que celle de tropacocaïne dans l'autre œil, accuse une sensation de picotement mais bien moins marquée et moins pénible qu'à gauche.

Au bout d'une minute l'anesthésie est déjà marquée.

Trois minutes après l'instillation l'anesthésie est complète.

La sensibilité ne reparaît qu'au bout de douze minutes.

Seize minutes. — Pas de dépoli de la cornée. La pupille mesure 3mm,6 au lieu de 2mm,8.

Les résultats de ces observations peuvent être représentés par le tableau suivant :

Observations	Titre de la solution	Début de l'anesthésie	Anesthésie complète	Durée.
4	3 0/0	30 sec.	1 min. 1/2	4 m. 1/2
5	3 0/0	30 s.	1 m. 1/2	10 m.
6	3 0/0	30 s.	2 m. 1/2	3 m. 1/2
7	3 0/0	30 s.	2 m.	6 m. 1/2

On le voit, la solution de tropacocaïne à 3 0/0 produit rapidement un commencement d'anesthésie, aussi rapidement même que l'holocaïne, et l'anesthésie, pour devenir complète, ne met pas plus de temps qu'avec cette dernière, mais sa durée est plus courte ; elle oscille entre trois minutes et demie et dix minutes. Ce chiffre de dix minutes nous paraît exceptionnel et dans la majorité des cas l'anesthésie ne dure que cinq ou six minutes, moins longtemps par conséquent qu'avec une solution équivalente d'Eucaïne, d'holocaïne ou de cocaïne. Il est vrai qu'elle peut être prolongée par des instillations répétées, sans entraîner aucun accident général ; c'est ainsi que nous avons pu faire durer l'anesthésie pendant près de vingt minutes, grâce à trois instillations. C'est la cornée qui s'insensibilise tout d'abord et qui reste le plus longtemps anesthésiée. Quand la sensibilité reparaît, c'est la sensibilité thermique qui semble revenir la première.

La solution à 4 0/0 (obs. 6) ne semble pas présenter d'avantages sur la précédente au point de vue de la rapidité et de la durée de l'anesthésie.

Action de la tropacocaïne sur les yeux enflammés. — Certains expérimentateurs, comme Bokenham, ont prétendu que la tropacocaïne conservait son pouvoir analgésique même quand il existe une inflammation aiguë de l'œil, ce qui serait un grand avantage sur la cocaïne. Mais la plupart des auteurs ne signalant pas cette supériorité de la tropacocaïne, il était intéressant de reprendre les expériences.

OBSERVATION VIII

C... Michel, 76 ans. Le malade a reçu du mortier dans l'œil ; au moment où il se présente à la consultation on constate une ulcération de la cornée avec hypopyon ; la conjonctive est fortement injectée.

Instillation de tropacocaïne en solution à 3 0/0.

Le malade n'accuse aucune douleur à la suite de l'instillation.

Au bout de dix minutes la sensibilité de la cornée est considérablement diminuée, mais il suffit de toucher la conjonctive pour provoquer un mouvement des paupières. On fait une nouvelle instillation.

Quatre minutes. — La conjonctive n'est plus aussi sensible, mais il n'y a pas encore d'anesthésie complète. On fait une troisième instillation.

Six minutes. — Même état de la sensibilité. On injecte alors quelques gouttes de cyanure sous la conjonctive ; la piqûre de l'aiguille est ressentie et l'injection provoque une douleur violente.

OBSERVATION IX

P..., 40 ans. Sclérite boutonneuse. La conjonctive est injectée.

Instillation de quatre gouttes de la solution de tropacocaïne à 4 0/0 qui détermine une légère cuisson.

Au bout de trente secondes, la sensibilité est diminuée.

Deux minutes. — L'anesthésie est encore très incomplète, la cornée et la conjonctive sont encore un peu sensibles. Nouvelle instillation qui ne provoque plus de cuisson.

Malgré une troisième instillation, on ne peut obtenir une insensibilité complète, aussi l'injection est elle douloureuse.

OBSERVATION X

K..., 46 ans, outilleur. Sclérite, la conjonctive est légèrement enflammée.

Instillation de tropacocaïne à 3 0/0 qui détermine une sensation de brulûre assez vive et augmente la rougeur de la conjonctive.

Après deux nouvelles instillations l'anesthésie est presque complète et l'injection sous-conjonctivale est peu douloureuse.

OBSERVATION XI

D... Marie, 28 ans. Abcès de la cornée ; on croit qu'un corps étranger en est le point de départ.

On fait deux instillations de tropacocaïne à 4 0/0, la première détermine une brûlure avec injection légère de la conjonctive.

Deux minutes après la seconde instillation, l'insensibilité est à peu près complète ; on peut abraser la couche cornéenne formant la paroi antérieure de l'abcès sans provoquer de douleur.

Quand il s'agit d'une irritation légère de l'œil avec un peu de rougeur de la conjonctive, la tropacocaïne agit aussi bien que sur un œil normal, les observations d'extraction de corps étrangers citées plus loin le montrent suffisamment, mais il n'en est plus de même sur un œil réellement enflammé.

Les observatlons VIII et IX, où il s'agit d'inflammation franche, prouvent l'impuissance de la tropacocaïne ; deux instillations n'ont pour effet qu'une diminution de la sensibilité et une troisième instillation est incapable d'amener une anesthésie plus complète, aussi la piqûre et l'injection sont-elles douloureuses.

Dans les deux observations suivantes, la tropacocaïne semble plus efficace, parce qu'il n'existait qu'une irritation assez légère de l'œil et qu'il s'agissait d'une intervention sur la cornée, dont l'insensibilisation s'obtient toujours plus facilement que celle de la conjonctive. On peut donc conclure que la tropacocaïne, comme la cocaïne et l'Eucaïne, a une action très incertaine sur les yeux enflammés. Les recherches de laboratoire ont également montré que, dans ces cas, la tropacocaïne est inefficace.

3) *Action de la tropacocaïue au point de vue opératoire.* — On a vu, par l'étude de leur action sur les yeux normaux, que les solutions à 3 et à 4 0/0 déterminent rapidement une anesthésie complète des couches superficielles de l'œil, voyons si cette anesthésie est suffisamment intense pour rendre possible les diverses opérations qu'on peut avoir à pratiquer sur l'œil.

Les solutions à 2 0/0 ont été rapidement délaissées en raison de l'insuffisance de l'anesthésie. Les solutions à 3 et à 4 0/0 ont été successivement employées dans lcs opérations suivantes :

Extractions de corps étrangers . .	8
Injections sous-conjonctivales . .	3
Massage	1
Cataractes	12
Iridectomies	5
Cautérisation	1

Pour les opérations portant sur les couches

superficielles de l'œil, telles que l'extraction des corps étrangers, les solutions de tropacocaïne à 3 ou 4 0/0 donnent de bons résultats, ainsi que le montrent les observations suivantes :

OBSERVATION XII

V... Jacques, 24 ans. Corps étranger de l'œil gauche incrusté à la partie externe de la cornée. Légère injection de la conjonctive.

Instillation de quatre gouttes de la solution de tropacocaïne à 3 0/0.

Le malade se plaint d'une douleur vive suivant immédiatement l'instillation. Au bout de deux minutes, l'anesthésie est complète, le corps étranger est extrait facilement.

OBSERVATION XIII

T... Jean, 22 ans, fumiste. Corps étranger de l'œil droit, incrusté depuis deux jours à la partie inférieure de la cornée. Les douleurs sont vives, la conjonctive est légèrement enflammée.

Instillation de tropacocaïne à 3 0/0.

Au bout de deux minutes, l'anesthésie est complète. L'extraction est laborieuse, cependant le patient ne ressent aucune douleur.

OBSERVATION XIV

H..., 40 ans, mécanicien. Corps étranger ayant pénétré dans l'œil droit il y a huit jours. L'œil est irrité.

Instillations de quelques gouttes de la solution de tropacocaïne 3 0/0 et chlorure de sodium 0,6 0/0. Légère sensation de cuisson.

En raison de l'état d'irritation de l'œil, on fait trois instillations. L'extraction est facile et ne provoque pas de douleur.

OBSERVATION XV

R..., 19 ans, serrurier. Corps étranger ayant pénétré dans l'œil il y a trois jours; hyperémie de la conjonctive.

Instillation de tropacocaïne à 4 0/0, qui provoque une sensation de brûlure.

Le corps étranger est profondément incrusté, l'extraction est longue et pénible, une deuxième instillation est faite au cours de l'extraction. Le malade n'a éprouvé aucune douleur.

Quarante-cinq minutes après la première instillation, on mesure le diamètre pupillaire; des deux côtés il est de 1mm,9.

OBSERVATION XVI

O..., 49 ans, chaudronnier. Corps étranger de l'œil droit ; conjonctive légèrement injectée.

Quarante secondes après l'instillation de tropacocaïne à 4 0/0, l'insensibilité de la cornée est presque complète.

Au bout de deux minutes, on enlève le corps étranger, le malade ne manifeste aucune douleur.

L'insensibilité ne dure que cinq minutes.

Dix minutes après l'instillation, la sensibilité est normale.

OBSERVATION XVII

G... Paul, 20 ans, serrurier. Corps étranger incrusté au centre de la cornée gauche depuis un mois. Conjonctive légèrement injectée.

Instillation de tropacocaïne à 4 0/0 trois fois de suite pour amener une anesthésie complète et pour rechercher les modifications possibles de la pupille. On extrait le corps étranger sans déterminer aucune douleur. Au bout de trente minutes, la pupille mesure des deux côtés $1^{mm},8$; un taie e centrale de la cornée empêche de mesurer le pouvoir d'accommodation.

OBSERVATION XVIII

L..., 25 ans, voiturier. Corps étranger incrusté à la partie interne de la cornée gauche ; légère hyperémie.

Instillation de tropacocaïne à 4 0/0, qui détermine une sensation de brûlure assez vive et augmente la rougeur de la conjonctive.

Nouvelles instillation au bout de deux minutes.

Quatre minutes. — Extraction du corps étranger, qui est incrusté profondément ; au commencement le malade ne sent rien, mais quatre minutes après la seconde instillation, en enlevant un dernier fragment incrusté dans les couches profondes de la cornée, on provoque une légère douleur.

OBSERVATION XIX

K... Mathias, 22 ans. Kératite parenchymateuse double, consécutive à des granulations.

Instillation de quelques gouttes de tropacocaïne à 4 0/0 dans les deux yeux ; le malade n'accuse aucune sensation de brûlure.

Au bout de deux minutes, on fait le massage des deux yeux sans provoquer de douleur.

On voit que dans toutes ces observations les solutions à 3 ou à 4 0/0 ont déterminé une anesthésie suffisante pour que le malade n'ait ressentî aucune douleur. Si le corps étranger a pénétré depuis peu de temps dans l'œil, il n'a pu déterminer encore une irritation vive et une seule instillation sera suffisante; dans certains cas, trois instillations seront nécessaires, quand par exemple le corps étranger aura séjourné très longtemps et aura déterminé une inflammation légère de l'œil. Ce n'est que dans des circonstances exceptionnelles que la tropacocaïne ne produira pas une insensibilité parfaite : dans notre dernière observation de corps étranger, l'incrustation était si profonde que l'extraction du dernier fragment provoqua une sensation douloureuse. Dans la plupart des cas, l'opération se fait rapidement et la durée de l'anesthésie tropacocaïnique sera suffisante ; cependant, au cours d'une extraction laborieuse, une nouvelle instillation fut nécessaire.

La tropacocaïne semble donner de bons résultats dans le massage.

On a vu, par l'étude de l'action de la tropacocaïne sur les yeux enflammés, que les solutions à 4 0/0 elles-mêmes ne suffisent pas à déterminer une anesthésie complète permettant de pratiquer sans douleur les injections sous-conjonctivales. Mais si l'œil n'est pas enflammé, s'il s'agit par exemple d'une choroïdite, la tropacocaïne agira comme sur un œil normal.

Les mêmes solutions à 3 et à 4 0/0 ont été employées pour les opérations intra-oculaires.

OBSERVATION XX

B... Marie, 64 ans. Cataracte de l'œil droit.

On fait trois instillations de tropacocaïne à 3 0/0; le malade n'accuse aucune sensation désagréable.

Au moment de l'opération, on ne constate pas d'injection notable de la conjonctive. L'œil a été maintenu à découvert pendant plus de cinq minutes, on ne constate cependant aucune altération de l'épithélium de la cornée. M. le professeur Rohmer ne trouve pas de modification sensible de la tension. Pendant la section de la cornée, le couteau ayant embroché la conjonctive, il s'écoule plus de sang qu'avec la cocaïne. L'extraction du cristallin est facile, le malade n'a accusé aucune douleur.

OBSERVATION XXI

B..., 70 ans. Cataracte de l'œil gauche.

Instillation de quelques gouttes de la solution de tropacocaïne à 3 0/0 avec du chlorure de sodium à 0,6 0/0. Il survient un peu de cuisson et une légère hyperémie de la conjonctive.

Après deux nouvelles instillations, on pratique l'opération de la cataracte.

L'anesthésie est incomplète, l'incision de la cornée est douloureuse, et le malade serre si violemment les paupières qu'il provoque une issue du corps vitré.

OBSERVATION XXII

B..., 62 ans. Cataracte de l'œil droit.

On fait trois instillations de tropacocaïne à 3 0/0 avec Nacl à 0,6 0/0.

La première instillation est suivie d'une sensation de cuisson.

Pendant l'incision de la cornée, le couteau pique l'iris et détermine un mouvement du malade.

L'extraction du cristallin est facile.

OBSERVATION XXIII

E... Henri, 49 ans. Cataracte de l'œil gauche.

On fait trois instillations de la solution de tropacocaïne à 3 0/0 avec Nacl à 0,6 0/0. L'opération ne peut être faite sur le moment. Une heure plus tard, trois nouvelles instillations sont faites. Au moment de l'opération, la pupille est dilatée, et M. Rohmer constate une légère augmentation de tension en même temps qu'une protrusion du globe.

L'extraction du cristallin est facile, le malade n'accuse aucune douleur.

OBSERVATION XXIV

G..., 67 ans. Cataracte de l'œil droit.

Après trois instillations de la solution de tropacocaïne à 3 0/0 et Nace à 0,6 0/0, on constate une dilatation de la pupille et une augmentation légère de la tension.

L'anesthésie est imparfaite, cependant le cristallin est extrait facilement.

OBSERVATION XV

L..., 53 ans. Cataracte de l'œil droit.

Instillations de tropacocaïne à 3 0/0 avec Nacl à 0,6 0/0, suivie d'une sensation de cuisson et de rougeur de la conjonctive.

Après deux nouvelles instillations, on ne constate au moment de l'opération aucune modification, ni de la pupille, ni de la tension.

L'anesthésie n'est pas complète, pendant la section de la cornée le malade essaie constamment de fermer les paupières.

OBSERVATION XXVI

D..., 69 ans. Cataracte de l'œil gauche.

Après trois instillations de tropacocaïne à 3 0/0 avec Nacl à 0,6 0/0, on ne constate au moment de l'opération aucune modification, ni de la pupille, ni de la tension.

L'anesthésie est très incomplète, le malade est indocile, la section de la cornée est douloureuse.

OBVERVATION XXVII

L..., 75 ans. Cataracte sénile de l'œil droit.

On fait trois instillations de tropacocaïne à 4 0/0. Les instillations ne provoquent aucune sensation désagréable.

Deux minutes après la dernière instillation, M. le professeur Rohmer ne constate pas de modification nette de la tension, il y aurait cependant une tendance à la diminution.

La section de la cornée est encore un peu douloureuse, l'extraction du cristallin est pourtant facile.

OBSERVATION XXVIII

H.., Eugène, 23 ans. Taie à la partie inférieure de la cornée, iridectiomie optique à la partie supérieure, opacification du cristallin.

On fait trois instillations de tropacocaïne en solution à 4 0/0.

Au moment de l'opération on ne constate pas de modification de la tension. L'anesthésie n'est pas absolument complète, l'extraction du cristallin est cependant facile.

OBSERVATION XXIX

M..., 11 ans. Cataracte secondaire de l'œil gauche.

Instillation de tropacocaïne à 4 0/0 qui provoque une sensation de brûlure. On fait deux nouvelles instillations. Le malade est docile, l'opération est pratiquée sans que le malade fasse un mouvement.

OBSERVATION XXX

G... Emile, 42 ans. Cataracte traumatique de l'œil droit.

On fait trois instillations de trapacocaïne à 4 0/0.

Le malade est indocile, il se plaint de la pression de la pince qui saisit la conjonctive, et quand le couteau a pénétré dans la chambre antérieure, le simple frôlement de l'iris lui arrache une plainte. La cataracte molle est aspirée.

OBSERVATION XXXI

S .. Catherine, 60 ans. Cataracte sénile de l'œil droit.

Instillation de tropacocaïne en solution à 4 0/0 qui n'est suivie d'aucune sensation désagréable : légère rougeur de la conjonctive.

Après deux nouvelles instillations, M. le professeur Rohmer constate une légère diminution de tension.

La section de la cornée n'est pas douloureuse. On essaie vainement d'extraire le cristallin. L'iridectomie est nécessaire, mais la section de l'iris détermine une hémorrhagie dans la chambre antérieure, assez abondante. Après l'expulsion, assez longue, du sang hors de la chambre antérieure, l'extraction du cristallin est encore impossible par les procédés ordinaires, il faut recourir à l'anse qui réussit à amener le cristallin. Pendant les dix minutes qu'a duré l'opération, le malade n'a pas réagi, n'a laissé, échapper aucune plainte.

Dans les sept cas où la solutien à 3 0/0 a été employée l'anesthésie n'a été satisfaisante que deux fois, malgré trois instillations. Dans un cas même la douleur ressentie par le malade était telle que celui-ci, en serrant violemment les paupières, détermina une rupture de la zonule et une issue du corps vitré.

Aussi cette solution à 3 0/0 est-elle non seulement insuffisante mais dangereuse. En raison de ces mauvais résultats la solution à 4 0/0 a été employée, mais ici encore il est rare d'obtenir une sensibilité complète et deux fois seulement sur cinq, l'anesthésie a été satisfaisante, dans les autres cas le malade était indocile et la section même de la cornée ne paraissait pas indolente. On remarquera que dans une de ces observations le simple frôlement de l'iris arrachait une plainte au malade, il est donc à prévoir que l'anesthésie sera loin d'être parfaite pour les iridectomies.

OBSERVATION XXXII

G... Opéré de cataracte, hernie de l'iris.

On fait deux instillations de tropacocaïne à 3 0/0 qui ne déterminent aucune douleur ; congestion de la conjonctive.

La section de l'iris arrache une plainte au malade.

OBSERVATION XXXIII

V... Félix, 68 ans. Opéré de cataracte, hernie de l'iris.

On fait trois instillations de tropacocaïne à 4 0/0, cependant le malade est très indocile, le plus léger frôlement de l'iris provoque un spasme des paupières ; la section de l'iris est douloureuse.

On constate un léger dépoli cornéen. Ce dépoli avait également été observé lors de l'opération de la cataracte pour laquelle une solution à 2 0/0 avait servi.

OBSERVATION XXXIV

M... Marie, 59 ans. Ancienne iritis double avec nombreuses synéchies.

Dans l'œil droit on instille trois fois de la tropacocaïne à 3 0/0, la malade se plaint au moment de la section de la cornée et quand on veut toucher l'iris, elle ferme violemment les paupières, on parvient cependant à saisir l'iris et à faire l'iridectomie qui est douloureuse.

A gauche, on instille quatre gouttes seulement de la solution de cocaïne employée habituellement, l'opération est faite deux minutes environ après l'instillation, avant par conséquent que la cocaïne n'ait eu le temps d'agir, aussi la section de la cornée provoque-t-elle également une plainte de la malade, cependant la section de l'iris paraît un peu moins douloureuse que de l'autre côté.

Au bout de quelques jours on constate une hernie légère de l'iris à l'œil droit. On fait trois instillations d'une solution de tropacocaïne à 4 0/0 cette fois ; la malade accuse une vive douleur au moment de la cautérisation.

OBSERVATION XXXV

S... Adèle, 54 ans. Glaucome double.

Deux instillations de tropacocaïne à 4 0/0 à droite, une seule instillation de cocaïne à 10 0/0 à gauche, trois minutes seulement avant l'opération.

A droite, l'anesthésie paraît très superficielle, le pincement de la conjonctive suffit pour provoquer le réflexe palpébral, l'iridectomie est difficile en raison des mouvements de la malade.

A gauche l'anesthésie n'est pas non plus complète, mais il convient de remarquer qu'une seule instillation avait été faite et seulement trois minutes avant l'opération.

OBSERVATION XXXVI

J..., 78 ans. Iritis ancienne avec synéchies, de plus taie de la cornée.

On se propose de pratiquer sur l'œil droit une iridectomie optique.

On fait trois instillations de la solution à 4 0/0 ; l'iridectomie est pratiquée trois minutes après la dernière instillation.

La section de la cornée est douloureuse ; dès que la pince vient effleurer l'iris, la malade serre violemment les paupières, on parvient cependant à saisir l'iris très friable qui par suite des mouvements incessants de la malade est plutôt arraché que sectionné ; l'opération est douloureuse.

Ainsi, que la solution employée soit à 3 ou à 4 0/0, les résultats sont défavorables. Dans aucun des cas l'anesthésie n'a été suffisante pour permettre de pratiquer l'iridectomie sans douleur, le simple effleurement de l'iris déterminait un spasme des paupières. Il résulte de tout ceci que la tropacocaïne produit une bonne anesthésie des couches superficielles de l'œil, quand il n'y a pas d'inflammation, mais qu'elle agit très peu sur la profondeur, si bien que l'opération de la cataracte reste souvent douloureuse et que la sensibilité de l'iris n'est que rarement diminuée avec les solutions à 4 0/0. Certains expérimentateurs devant l'inefficacité de ces solutions, se sont servis de solutions à 10 0/0, mais leur action irritante, les effets secondaires fâcheux qui ont été cités à la suite de leur emploi les ont fait abandonner.

Du reste, l'ansthésie qu'elles produisent reste superficielle : dans deux cas de choroïdite des injections sous-conjonctivales sont restées très douloureuses, malgré trois intillations.

Nous n'avons pas eu l'occasion d'essayer les injections sous-cutanées. D'après les recherches de M. le professeur Schmitt, « la solution de tropacocaïne détermine après deux minutes une abolition du réflexe cutané sur une surface qui dépasse de près d'un centimètre le pourtour de la boule d'œdème.

« L'anesthésie dure huit à dix minutes et il ne se produit au niveau de l'injection aucun phénomène d'irritation. »

En résumé, la tropacocaïne en solution à 3 0/0 produit une anesthésie rapide, mais dont la durée est courte et l'intensité faible. Elle est impuissante en présence des yeux enflammés, et elle a si peu d'action sur la profondeur qu'elle est incapable de donner une anesthésie suffisante pour permettre de pratiquer sans douleur l'opération de la cataracte ou l'iridectomie.

Les injections sous-cutanées sont peut-être appelées à donner de bons résultats, en raison surtout de la faible toxicité de la tropacocaïne.

B. — Effets secondaires de la tropacocaïne sur l'appareil de la vision.

1. — Action sur la cornée et la conjonctive.

Action irritante. — On a reproché à la cocaïne son action irritante, mais nous avons vu que les deux nouveaux anesthésiques précédemment étudiés, l'Eucaïne et l'holocaïne, n'offrent à cet égard aucun avantage ; bien au contraire, leur instillation, surtout en ce qui concerne l'Eucaïne B, est franchement douloureuse alors que la cocaïne ne détermine guère qu'une sensation de picotement. Il est donc intéressant de voir comment se comporte la tropacocaïne

D'après les recherches expérimentales, la tropacocaïne exercerait une action moins irritante même que la cocaïne. Nous avons constaté en effet que l'instillation de quelques gouttes d'une solution à 1 0/0 dans l'œil d'un lapin ne provoquait aucun mouvement de l'animal qui ne maintient pas l'œil fermé comme après l'application des autres anesthésiques.

Les résultats obtenus chez l'homme ne semblent pas tout à fait les mêmes. L'observation 3 montre que la tropacocaïne à 1 0/0 détermine un peu de picotement alors que la cocaïne, également en solution au centième, ne donne aucune sensation. Dans des expériences faites sur nous-même, la tropacocaïne a paru plus irritante que l'holocaïne, tout en restant, à ce point de vue, au-dessous de l'Eucaïne B.

Dans la plupart des cas, les solutions à 3 0/0 et à 4 0/0 ont déterminé une cuisson assez vive, cette sensation n'est cependant pas constante, et il se trouve des malades qui n'accusent aucune sensation désagréable. Nous avons essayé de comparer l'action irritante de ces solutions à celles d'Eucaïne et de cocaïne.

OBSERVATION XXXVII

T..., 11 ans. Hypermetropie.

Dans l'œil droit on instille de la tropacocaïne en solution à 3 0/0, et dans l'œil gauche une solution d'Eucaïne à 2 0/0.

Le patient accuse une sensation de cuisson des deux côtés mais un peu plus marquée du côté eucaïnisé. Des deux côtés, la douleur a disparu au bout d'une minute. L'hyperémie est également plus marquée du côté eucaïnisé.

D'autre part, on voit dans l'observation 5 que l'instillation de tropacocaïne pure a provoqué une douleur plus vive, aussi considérons-nous l'action irritante de la tropacocaïne en solution à 3 ou à 4 0/0 comme très voisine de celle de l'Eucaïne à 2 0/0. Cette action irritante n'avait pas échappé aux premiers observateurs. Ceux-ci, l'attribuant en partie aux impuretés, ont recommandé l'emploi de la tropacocaïne obtenue par la voie synthétique. Pour la diminuer encore, M. Chadbourne a proposé d'associer cette tropacocaïne synthétique à la solution dite physiologique de chlorure de sodium à 6 0/00. Nous avons comparé sur nous-même l'action de ces deux solutions, l'une de tropacocaïne pure, l'autre de tropacocaïne incorporée à une solution à 6 0/00 de chlorure de sodium ; nous avons constaté une diminution sensible de la brûlure avec cette dernière solution. L'observation 7 nous montre que, malgré cette double précaution, la tropacocaïne est encore beaucoup plus irritante que la cocaïne.

La sensation de brûlure n'est pas immédiate, elle ne survient que dix à quinze secondes après l'instillation ; sa durée est courte et ne dépasse pas une minute ; elle s'accompagne habituellement de l'écoulement de quelques larmes. La douleur est toujours supportable, il est rare de voir les malades s'en plaindre spontanément et nous n'avons jamais vu refuser une nouvelle instillation.

Action sur les vaisseaux. — « Chez le lapin, peu après l'instillation, il se fait une hyperémie légère de la conjonctive qui diminue, sans disparaître complètement, au bout de quelques minutes, mais laisse l'œil légèrement injecté pendant 15 à 20 minutes, pour cesser ensuite sans laisser de traces. » Son action vaso-dilatatrice serait plus faible que celle de l'Eucaïne, mais plus marquée que celle de l'holocaïne.

Chez l'homme, une solution au centième détermine, mais non constamment, une injection légère de la conjonctive surtout au voisinage de la cornée. Les solutions plus fortes déterminent toujours une hyperémie de la conjonctive qui disparaît au bout de quelques minutes. L'incision de la conjonctive, soit pour une suture conjonctivale, soit pendant la section de la cornée pour l'extraction du cristallin, a donné lieu à un écoulement de sang plus abondant qu'avec la cocaïne, mais qui ne paraît pas suffisant pour gêner l'opérateur. Dans un cas d'iridectomie, obs. 31, on voit survenir une hémorrhagie abondante dans la chambre antérieure et la fin de l'opération est rendue plus difficile.

Action sur la cornée. — Dans les expériences sur les animaux on ne constate aucun trouble de la cornée qui reste humide et transparente.

Les ophtalmologistes qui ont employé la tropacocaïne reconnaissent d'un commun accord que ce nouvel anesthésique est bien supporté par la cornée. Pour notre part, nous n'avons constaté qu'une seule fois un léger trouble ; comme l'épithélium cornéen nous a toujours paru intact dans les autres cas, même après des instillations répétées d'une solution à 4 0/0 et en laissant l'œil à découvert pendant cinq minutes, il faut sans doute attribuer ce trouble de la cornée à une susceptibilité particulière de l'épithélium. Aussi considérons-nous la tropacocaïne comme n'exerçant en général aucune influence fâcheuse sur la cornée.

2. — *Action sur la pupille et l'accommodation.*

M. le professeur Schmitt place la tropacocaïne immédiatement après la cocaïne, en ce qui concerne son action mydriatique.

Mais si des instillations répétées déterminent une dilatation de la pupille chez l'animal, cette mydriase se produira-t-elle chez l'homme, aux doses employées en clinique ?

Comme d'habitude, les mensurations ont été faites avec le pupillomètre de de Wecker. Ces recherches ont montré que la solution au centième est incapable de modifier la pupille.

Deux ou trois instillations d'une solution à 3 et même à 4 0/0 paraissent également inactives. Ces solutions ayant été employées dans plusieurs cas de corps étrangers (obs. 15, 17), nous n'avons pas pu constater de dilatation de la pupille, une fois même la pupille de l'œil témoin fut trouvée plus large d'un dizième de millimètre que du côté anesthésié.

Cependant, dans plusieurs cas de cataractes (obs. 23, 24), cinq ou six instillations ayant dû être faites, par suite de circonstances imprévues, nous avons pu constater une dilatation notable de la pupille au moment de l'opération. Avec une solution au dixième, la mydriase est pour ainsi dire constante. Mais ce sont là des doses exceptionnelles. Aussi conclurons-nous que les doses employées habituellement sont en général sans influence sur la pupille.

L'accommodation ne paraît pas plus modifiée que la pupille.

3. — Action sur la tension.

Par son action sur la tension intra-oculaire comme par son action mydriatique, la tropacocaïne doit prendre place immédiatement après la cocaïne : les recherches expérimentales ont prouvé en effet que la chute de la pression était plus marquée qu'avec l'holocaïne ou l'Eucaïne.

Chez l'homme, les différents observateurs ont considéré son action comme peu appréciable. En s'en tenant aux sensations données par la pression digitale sur le globe oculaire, on ne trouve dans la plupart des cas aucune modification de la tension. Quatre fois seulement, la pression parut avoir changé ; il s'agit deux fois d'une augmentation et deux fois d'une diminution. Devant des résultats si variables, il est permis de penser que les différences de tension avec l'œil sain existaient avant l'instillation.

Nous considérerons donc la tropacocaïne comme sans influence sur la tension, ou la modifiant si peu qu'il n'y a pas lieu d'en tenir compte en clinique.

IV. — Indications de la tropacocaïne.

Certains ophtalmologistes, parmi lesquels M. Rogmann, arrivent à conclure de leurs essais qu'il faut donner à la tropacocaïne la préférence sur tous les autres anesthésiques. L'étude rapide de ses avantages et de ses inconvénients nous montrera s'il faut partager cet optimisme.

La tropacocaïne a un certain nombre de propriétés communes avec l'Eucaïne. Les solutions peuvent se conserver des mois sans s'altérer et l'ébullition ne les modifie pas, aussi peut-on les stériliser sans inconvénient. Comme l'Eucaïne, sa toxicité est de beaucoup inférieure à celle de la cocaïne, et on sait que, même pour les instillations, il faut tenir compte du degré de toxicité des anesthésiques. Au lieu de produire l'ischémie, la tropacocaïne a une action vaso-dilatatrice qui sera favorable dans les opérations sur la cornée et l'hyperémie n'étant pas aussi marquée qu'avec l'Eucaïne, l'écoulement de sang ne sera pas assez abondant pour gêner sérieusement l'opérateur. Ce n'est pas tout, la tropacocaïne semble n'exercer aucune influence fâcheuse sur l'épithélium de la cornée, elle est sans action appréciable sur la pupille et sur l'accommodation, et la tension ne subit en général aucune modification. Ce sont là de grands avantages sur la cocaïne qui pourraient faire partager l'avis de M. Rogmann. si la tropacocaïne à son tour ne présentait des inconvénients. Malgré l'emploi de la tropacocaïne synthétique et son incorporation à une solution physiologique de chlorure de sodium, l'action irritante est encore très marquée, l'instillation provoque une sensation de brûlure souvent pénible, bien que plus faible qu'avec l'Eucaïne.

En ce qui concerne le pouvoir anesthésique, la tropacocaïne est nettement inférieure à la cocaïne; si elle est remarquable par la rapidité de son action, par contre l'anesthésie est de courte durée et son intensité très faible, elle n'atteint que les couches superficielles de l'œil.

Enfin, sur des yeux enflammés, les instillations même répétées de tropacocaïne sont incapables d'amener une insensibilité complète. Ce sont là des inconvénients sérieux qui contre-indiquent absolument son emploi dans des circonstances déterminées, par exemple dans les cas d'inflammation de l'œil où son action est inférieure à celle de la cocaïne qui pourtant agit faiblement. L'holocaïne étant seule efficace reste donc l'anesthésique de choix quand il s'agit de diminuer les douleurs résultant de kératites, d'ophtalmies, pour rendre possible l'examen de l'œil.

C'est dans les opérations partant sur la surface de l'œil que les qualités de la tropacocaïne pourront être le mieux utilisées. M. Silex recommandait cet anesthésique pour l'extraction des corps étrangers. Dans la plupart des cas, en effet, l'irritation qui accompagne inévitablement la présence d'un corps étranger n'est pas assez marquée pour empêcher la tropacocaïne de produire l'anesthésie, et, si celle-ci est superficielle, il n'en résulte pas grand inconvénient ; dans tous les cas où le corps étranger n'était pas trop profondément incrusté, l'anesthésie a été suffisante pour mener à bonne fin l'opération sans provoquer la moindre douleur. La rapidité d'action évitera toute perte de temps et permettra d'intervenir presque immédiatement, l'anesthésie s'établissant pendant que l'opérateur prépare son instrument, et sa courte durée ne sera pas un inconvénient sérieux, l'extraction d'un corps étranger se faisant presque toujours très rapidement. Le plus souvent il est inutile de recouvrir l'œil d'un pansement, on appréciera alors tous les avantages résultant de l'absence d'effets secondaires sur la pupille et l'accommodation, le malade pourra se servir immédiatement de son œil dont la sensibilité seule aura été modifiée.

La tropacocaïne semble donc être préférable à la cocaïne pour l'extraction des corps étrangers, mais on a vu que l'holocaïne et l'Eucaïne agissaient également bien dans ces cas; auquel de ces trois anesthésiques faudra-t-il donner la préférence? L'Eucaïne B, en raison de son action plus lente, de l'irritation plus vive, semble devoir céder le pas aux deux autres. Entre l'holocaïne et la tropacocaïne il ne nous semble guère possible de faire un choix : si l'une est plus toxique, l'autre est plus irritante. Ces deux anesthésiques seront donc employés indifféremment.

Pour les mêmes raisons l'emploi de la tropacocaïne semble indiqué dans le massage.

L'opération du tatouage de la cornée est toujours longue et c'est une raison qui doit faire repousser l'emploi de la tropacocaïne.

L'opération du chalazion pourrait donner lieu aux mêmes remarques que l'extraction des corps étrangers, cependant l'holocaïne agissant plus profondément paraît préférable.

Pour les injections sous-conjonctivales, la tropacocaïne ne semble pas à recommander, les injections étant faites le plus souvent dans des cas d'inflammation, d'autant plus que même sur un œil normal elle ne modifie pas la sensibilité du tissu sous-conjonctival.

Nous n'avons pas eu l'occasion d'employer la tropacocaïne pour des opérations de pterygion ou pour des sections tendineuses ou musculaires, mais dans ces cas elle ne semble pas présenter d'avantages. Ces opérations nécessitant un pansement, l'absence d'effets secondaires sera sans importance tandis que l'ischémie consécutive aux instillations de cocaïne sera un avantage, sans compter que la tropacocaïne nous semble peu capable de rendre ces opérations absolument indolentes malgré les observations de quelques ophtalmologites tels que M. Silex.

L'étude du pouvoir analgésique de la tropacocaïne fait prévoir que cet anesthésique nedonnera pasde bons résultats quand il s'agira d'opérations intraoculaires.

Dans les cas de cataracte une solution à 4 0/0 a été employée, l'anesthésie a été rarement suffisante, la section de la cornée ne paraissait pas indolente comme avec la cocaïne, aussi les complications telles que le prolapsus du corps vitré, la hernie de l'iris sont-elles à craindre par suite du spasme des paupières ; de plus, dans la cataracte, l'invariabilité de la pupille, l'absence de modification de la tension sont plutôt des inconvénients.

Dans l'iridectomie, les résultats sont également défavorables, nous n'avons jamais vu la solution à 4 0/0 parvenir à anesthésier complètement l'iris même quand il fait hernie et se trouve immédiatement en contact avec la tropacocaïne ; son simple effleurement provoque un spasme des paupières.

Aussi, pour l'opération de la cataracte comme

pour l'iridectomie, la tropacocaïne nous semble-t-elle devoir être abandonnée ; dans ces cas, l'holocaïne seule supporte la comparaison avec la cocaïne, sans lui être supérieure pour l'opération de la cataracte.

On le voit, les indications de la tropacocaïne sont rares. Elle ne semble préférable à la cocaïne que pour l'extraction des corps étrangers et pour le massage de l'œil. On emploiera dans ces cas la solution suivante de tropacocaïne synthétique. :

Chlorhydrate de trapacocaïne...	0,30
Chlorure de sodium.............	0,06
Eau distillée....................	10

On pratiquera une ou plusieurs instillations suivant que l'œil sera plus ou moins irrité.

CONCLUSIONS

Aucun des nouveaux anesthésiques, Eucaïne B, holocaïne, tropacocaïne, n'est capable de remplacer avantageusement et dans tous les cas la cocaïne.

L'Eucaïne B est deux fois moins toxique que la cocaïne, ses solutions sont stables, stérilisables par l'ébullition, sans action sur la pupille, l'accommodation et la tension ; cependant, par sa faible solubilité, sa lenteur d'action, et son pouvoir irritant, elle est inférieure aux autres anesthésiques.

L'holocaïne a donné les meilleurs résultats. Bien qu'elle soit deux fois plus toxique que la cocaïne, son pouvoir bactéricide, la stabilité de ses solutions, l'anesthésie rapide et profonde qu'elle produit même sur des yeux enflammés, son action nulle sur la pupille et l'accommodation en font l'anesthésique de choix pour l'examen des yeux enflammés, l'extraction des corps étrangers, et en général les opérations portant sur les couches superficielles de l'œil. Dans tous ces cas une solution au centième sera suffisante.

Pour l'iridectomie une solution de 2 0/0 sera nécessaire.

La tropacocaïne présente en plus des avantages de l'Eucaïne B une plus grande solubilité et une action plus rapide.

Pour les opérations sans importance telles que l'extraction de corps étrangers, le massage de l'œil, la tropocaïne est pıéférable à la cocaïne sans être supérieure à l'holocaïne. Dans tous les autres cas elle est contre-indiquée en raison de l'anesthésie peu profonde qu'elle produit.

On n'emploiera que la tropacocaïne synthétique à 3 0/0 associée à une solution de chlorure de sodium à 6 0/00.

Pour le tatouage de la cornée, les sections tendineuses, l'opération de la cataracte, la cocaïne reste l'anesthésique de choix.

INDEX BIBLIOGRAPHIQUE

EUCAINE

BERGER. — *Revue de thérapeutique*, 1896.

BEST. — *Deutsche Medicin-Wochenschrifft*, 1896.

DOLBEAU. — Thèse Paris, 1897.

DOLGANOFF. — *Action de l'Eucaïne sur l'œil. Klinische Monats. f. prakt. Augenh.*, février 1897.

HERNETTE. — Thèse Paris, 1897.

LEGRAND. — *L'Eucaïne B en chirurgie générale. Nouveaux remèdes*, 1898.

LEGUEU et LIHOU. — *De l'Eucaïne en chirurgie. Gazette des hôpitaux*, 16 janvier 1897.

MIKOWSKY. — Thèse Saint-Pétersbourg, 1897.

NITZBERG. — *Nouveaux remèdes, nos 1 à 5*, 1898.

POUCHET. — *De l'Eucaïne, son action physiologique, première note et deuxième note. Nouveaux remèdes*, 1897.

RECLUS. — *Valeur comparative de l'Eucaïne et de la cocaïne comme anesthésique local. Bulletin Académie de Médecine*, 11 février 1897.

SCHMITT. — *Note sur les Eucaïnes. Nouveaux remèdes*, 1897.

SILEX. — *L'Eucaïne B dans la pratique ophtalmologique. Deutsche med. Woch.*, 4 janvier 1897.

SILEX. — *Nouvelles observations sur l'Eucaïne B. Therapeut. Monats.*, juin 1897.

VINCI. — *Deutsche med. Zeit.*, 1895.

VOGT. — *Société de thérapeutique*, 11 février 1897.

VOLLER. — *München. Medicin. Wochenschrifft.* 1896.

WÜSTEFELD. — *Münchener Medicin. Woch.* 1896.

HOLOCAÏNE.

BERGER. — *Annales d'oculistique.* 1897.

BOCK. — *Centralblatt f. Augenheilkunde*, sept. 1897.

CHEVALIER. — *L'holocaïne en ophtalmologie.* Nouveaux remèdes. 1897.

DENEFFE. — *L'holocaïne en ophtalmologie. Bulletin acad. de médec. de Belgique*, mars 1897.

DERBY. — *Boston med. surg. Journal*, juin 1897.

GUTTMANN. — *Deutsche medicin. Wochenschrifft*, mars 1897.

HEINTZ et SCHLŒSSER. — *Klinische Monatsblätter f. Augenh*, avril 1897.

HIRSCHBERG. — *Centralblatt für prat. Augenheilkunde*, janvier 1897.

HIRSCHFELD. — *Klin. Monatsblätter f. Augenh.*, avril 1897.

KUTHE. — *Centralblatt f. prat. Augenh.*, février 1897.

LAGRANGE et COSSE. — *Valeur comparative de l'holocaïne et de la cocaïne en ophtalmologie.* (*Journ. med. Bordeaux.*, déc. 1897.)

MASSELON. — *De l'holocaïne en ophtalmologie. Archives d'ophtalmologie*, 1897.

NATANSON. — *Action et emploi de l'holocaïne. Anales d'oculistique*, oct. 1897.

NITZBERG. — *Nouveaux remèdes*, nos 1 à 5, 1898.

SCHMITT. — *Revue Médicale de l'Est*, 1898.

WINSELMANN. — *Klin. Monatsblätter f. Augenheilkunde*, mai 1897.

TROPACOCAÏNE.

BLASKOVICS. — *Valeur de la tropacocaïne en oculistique. Orvosi Hetilap Szémèstret*, 1896.

BOKENHAM. — *La benzoyl-pseudo-tropéïne comme anesthésique local. Brit. Med. Journal*, 1893.

CHADBOURNE. — *La tropacocaïne, sa valeur comme anesthésique local. Therapeutische Monatshefte*, 1892.

HUGENSCHMIDT. — *Semaine Médicale*, 1893.

NITZBERG. — *Nouveaux remèdes*, 1898.

ROGMANN. — *Valeur des anesthésiques locaux en ophtalmologie. Belgique médicale*, oct. 1897.

SCHMITT. — *Revue Médicale de l'Est*, 1898.

ZOLTAN VAMOSSY. — *La tropacocaïne comme succédané de la cocaïne. Therapeutische Wochenschrifft*. 1896.

www.ingramcontent.com/pod-product-compliance
Ingram Content Group UK Ltd.
Pitfield, Milton Keynes, MK11 3LW, UK
UKHW021155260726
13994UKWH00001B/468